なるほど漢方2!

更年期のつらい症状は漢方で治る

医学博士
原田智浩

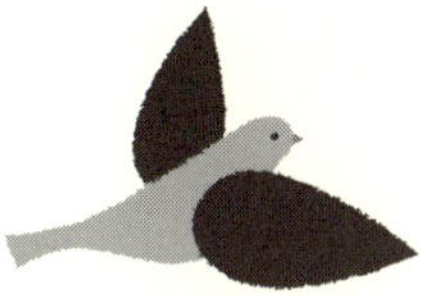

現代書林

はじめに

「私の悩みは冷えではありません。顔がカッカカッカほてり、熱いのです」

「脈がはやくなるので、口から心臓が飛び出そうです」

「お風呂あがりみたいに、汗がひどくたれ落ちます。まるで華厳《けごん》の滝のようです」

「いつもおなかが張っています。夫から、まるで張リ魔王だ、っていわれました」


これらは女性の皆さんのひとことです。

ある年代の女性には、ほてりや発汗異常など体の悩みをかかえている方がたくさんいます。またイライラばかりがつのったり、いつも不安で仕方がないなど、心の悩みまでかかえている方もいます。

人の一生のうち、ある時期を更年期といいますが、その頃の女性の悩みが深いことはよく知られています。中には、更年期の〝前〟なのにもう不調がはじまっていたり、とっくに過ぎているのにまだ症状が残っていたり、いったんおさまったのにまたはじまったり……と、その深遠さが物語られています。

もちろん現代医学でも治療がこころみられています。西洋医学では、原因を細かく切り分けて、小さな箇所から改善をはかろうとします。薬物はひとつの成分が中心なので、相互に関連のうすいお薬が幾重にも重なります。それでも〝体もこころもいっしょにすっきり〟とはいかないようです。人の体は思いのほか複雑です。

では東洋医学はどうでしょう。

これにはとても長い歴史があり、今なお伝統医学としてはぐくまれています。お薬には複数の生薬がたくみに配合され、生薬どうしが影響し合っています。そして効果のある組み合わせだけが漢方薬として残されました。このお薬によって、更年期前後の女性にみられる「血」の大きなゆがみ＝『お血《けつ》』を緩和にみちびくことができるのです。

当院では、内科系の漢方医である私が保険診療を行っています。その本格治療の数々をここに紹介いたします。

なお本書の各章では、更年期障害とお血について、西洋医学と東洋医学の立場から解説しました。治療面では更年期とその後の悩みまで、実際の例をあげています。また最終章では、漢方がおかれている最近の諸事情について、説明をくわえてみました。

漢方は「体の中から美しくなるための医療」です。ぜひ更年期、更年期前後の体調不良でお悩みの方の力添えになれば幸いです。

目次

第1章

更年期障害はなぜおこるのか

第2章 更年期障害に漢方をすすめる理由

第3章

つらい症状が、漢方薬ですっきり改善

のぼせ、ほてり（ホットフラッシュ）

異常発汗

頭痛、肩こり

イライラ、憂うつ

第4章 プレ更年期とポスト更年期におこりやすい症状

エピローグ

漢方薬が効果をもたらすには

プロローグ

女性の不調と
頑固な「お血」

平均寿命は延びても、閉経のタイミングはいっしょ

厚生労働省の２０１４年の調査で、日本人の平均寿命は女性86・8歳、男性80・5歳で、いずれも過去最高を更新したと発表されました。女性が3年連続で世界一、男性も80歳を超えて世界第3位となり、真の長寿国になったことが話題になりました。これには、戦後の経済発展や、医療・環境衛生の充実、衣食住など生活の質の向上が貢献しています。古い時代、人はけがや感染症に悩まされてきましたが、最近は豊かな生活を背景に、がんや生活習慣病が増え、病気も様変わりしています。

閉経前後の10年間を更年期といいますが、問題は平均寿命が長くなっても、閉経のタイミングが昔とさほど変わっていないことです。これは閉経以後の人生が長くなってしまったことを意味します。そのためどう健康を維持したらよいのか、悩みが増えてしまいました。

女性の体にまつわる悩みは、はるか昔からありました。１８００年前にかかれた医書に由来する「金匱要略《きんきようりやく》」という書には、妊娠や出産にまつわる病気と、女性のその他の病気

（雑病）についての記載があります。日本でも鎌倉時代から江戸時代までの多くの医書に、「血《ち》の病《やまい》」「血《ち》の道症《みちしょう》」として記録がみられます。つまり古来より女性の悩みにこたえるべくたくさんの婦人方が残されています。

現代医学は私たちにたくさんの恩恵を与えてくれていますが、もし満足いくものばかりでなければ、伝統医学の知恵を利用するのもひとつの手かもしれません。本書では、それらを参考にしておこなった、更年期障害の治療の数々を紹介いたします。

更年期障害は「血」のゆがみが関係する

『本来のあるべき調和のとれた状態は、きれいな円の形をしている』

前著『冷え症を治す！女性の悩みにやさしい漢方』（現代書林刊）で、健康な体はゆがみのない調和のとれた円形をしていることを述べました。漢方でいう調和とは、「肝《かん》、心《しん》、脾《ひ》、肺《はい》、腎《じん》」の五つの臓器のうえで、「気《き》」「血《けつ》」「水《すい》」の流れがととのっていることをいいます。逆にいうと体調の悪さとは、これらの調和が乱れ、円の形がゆがんでしまった状態をいいます。ゆがみ方には、モノが過剰になり円の外に突出する変化と、モノが不足してへこむ変化の2つがあります。いずれにしてもその度合いが大きくなるほど不調は重症です。

女性にはとくべつな生殖機能があり、ホルモンの影響を受けています。そして、それを受け自律神経も変化しています。東洋医学ではホルモンのはたらきは「血」の一部分と考えていますが、更年期ではこれが安定しません。そのため自律神経も揺り動かされてしまいます。つまり更年期障害の中心には「血」のゆがみが存在し、これにまつわる病気がおこりやすくなっています。

一つひとつの「血」のゆがみは、時間をかけながら生活に支障をきたすほどの大きな病態に発展してしまいます。そうなる前に、ゆがんだ変化をもとの円にもどすことが治療の要になります。

円とゆがみ

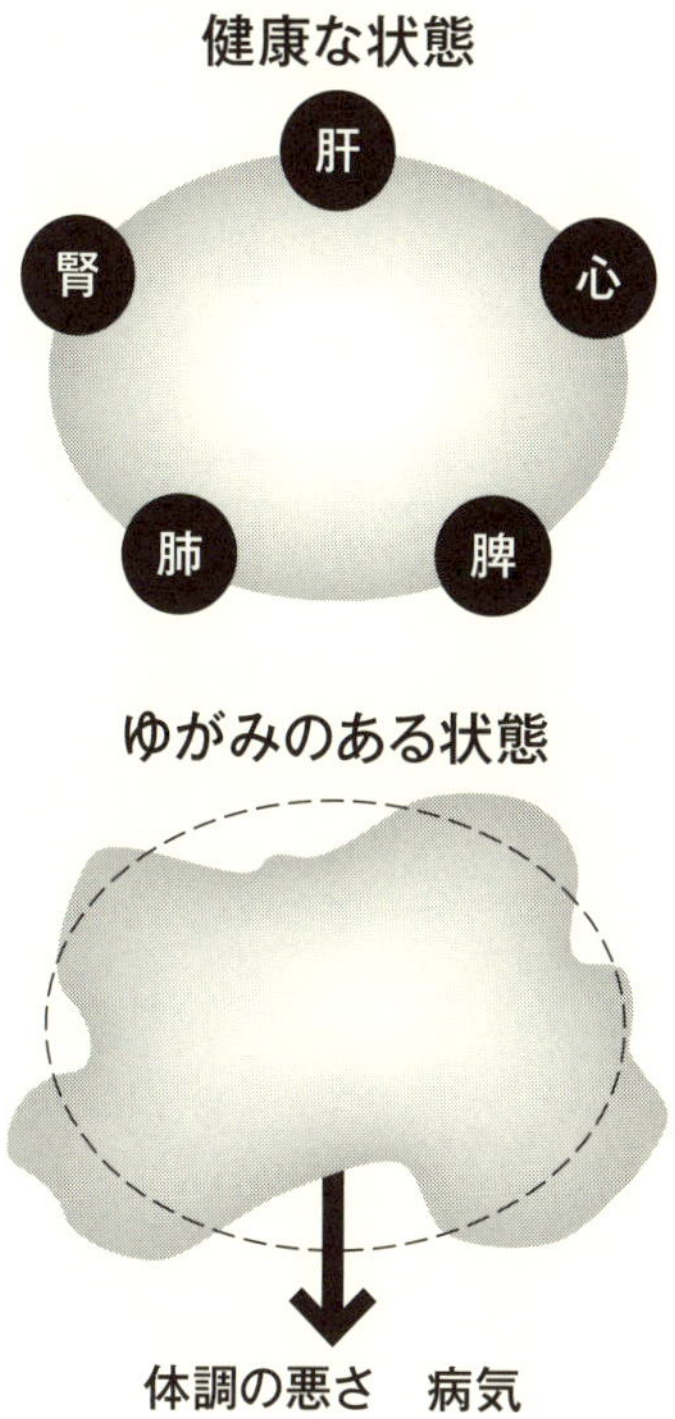

５つの臓器が調和した健康の状態は「円」の形といえます。しかし変化が生じると、「ゆがみ」が生じます。ゆがんでいる状態が体調の悪さであり、時間をかけてできあがったものが病気です。

更年期障害はこんな「お血《けつ》」の症状です

女性の体には大きな骨盤があり、子宮と卵巣という生殖器がそなわっています。そして思春期以降、妊娠が成立するように、調節がくり返されています。

これには脳のはたらきも関係しています。脳からホルモンがでると、卵巣から女性ホルモンがでるようになり、妊娠の準備がはじまります。でもこれらのホルモンが減ると、すべて一掃されます。ここには、骨盤の中でたくさん血液が流れたり、流れなくなったりする仕組みがあります。まるで潮の満ち干きのようです。問題はこれが微妙なバランスの上に維持されていて、些細なことで乱されてしまうことです。

とくに更年期では女性ホルモンが低下し、「血」の流れがとどこおりがちです。そして女性の骨盤内での生理現象を乱し、月経血の量や周期の異常、不正出血などをひきおこします。また下腹部や腰では、張りや痛み、排泄のトラブルがおこりやすくなります。

この「血」のゆがみは全身にひろがって頭や足で停滞すると、頭痛や肩こり、のぼせ・

更年期障害にみられる骨盤内お血の症状

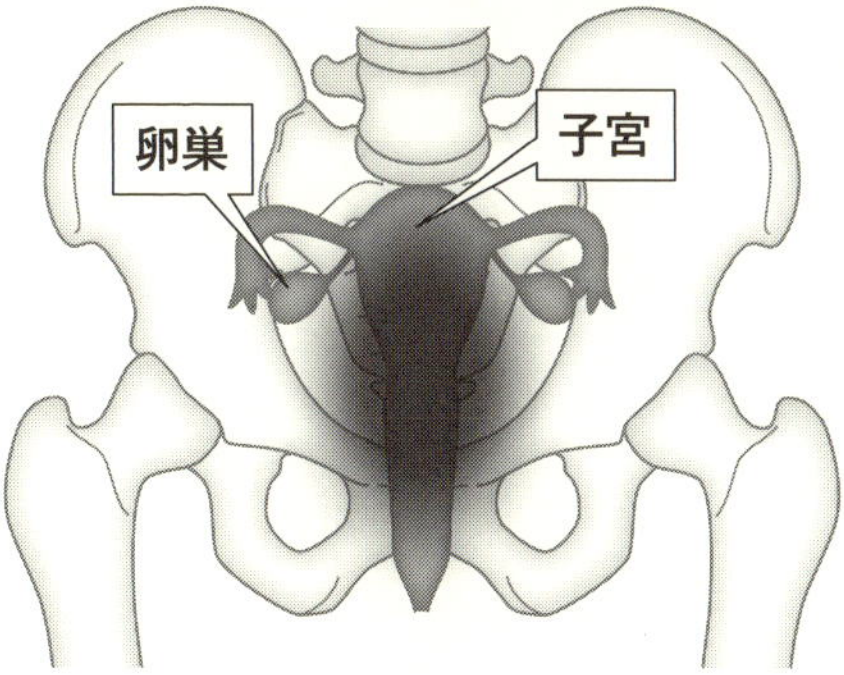

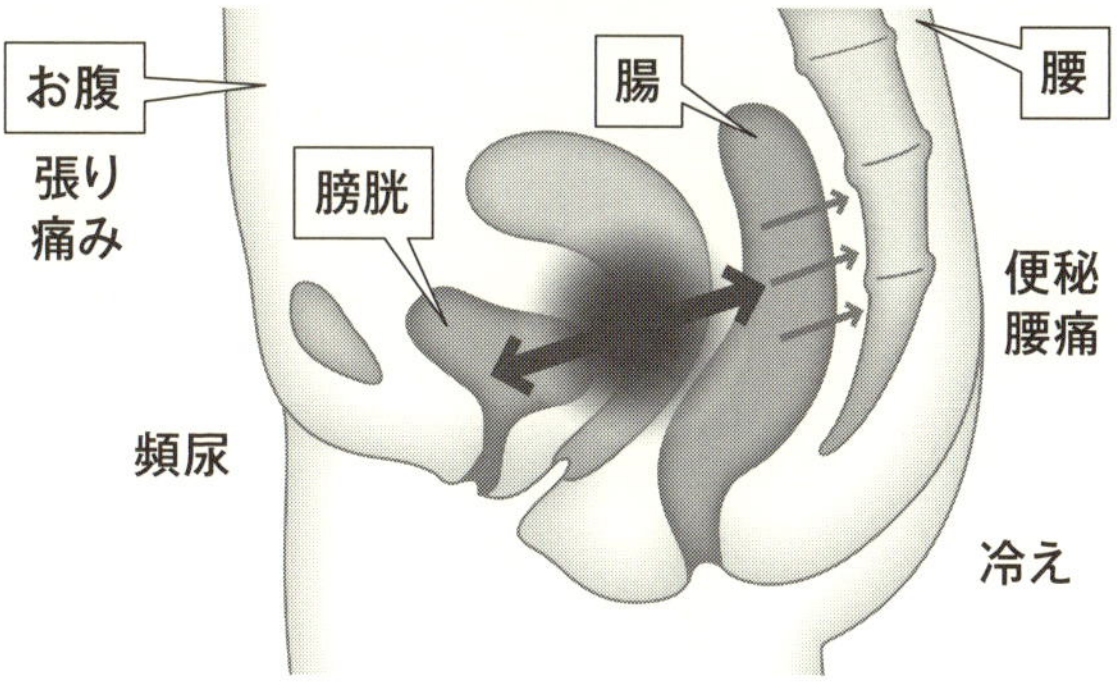

骨盤内のお血は、お腹、膀胱、腸、腰に影響をおよぼします。

更年期障害にみられる全身お血の症状

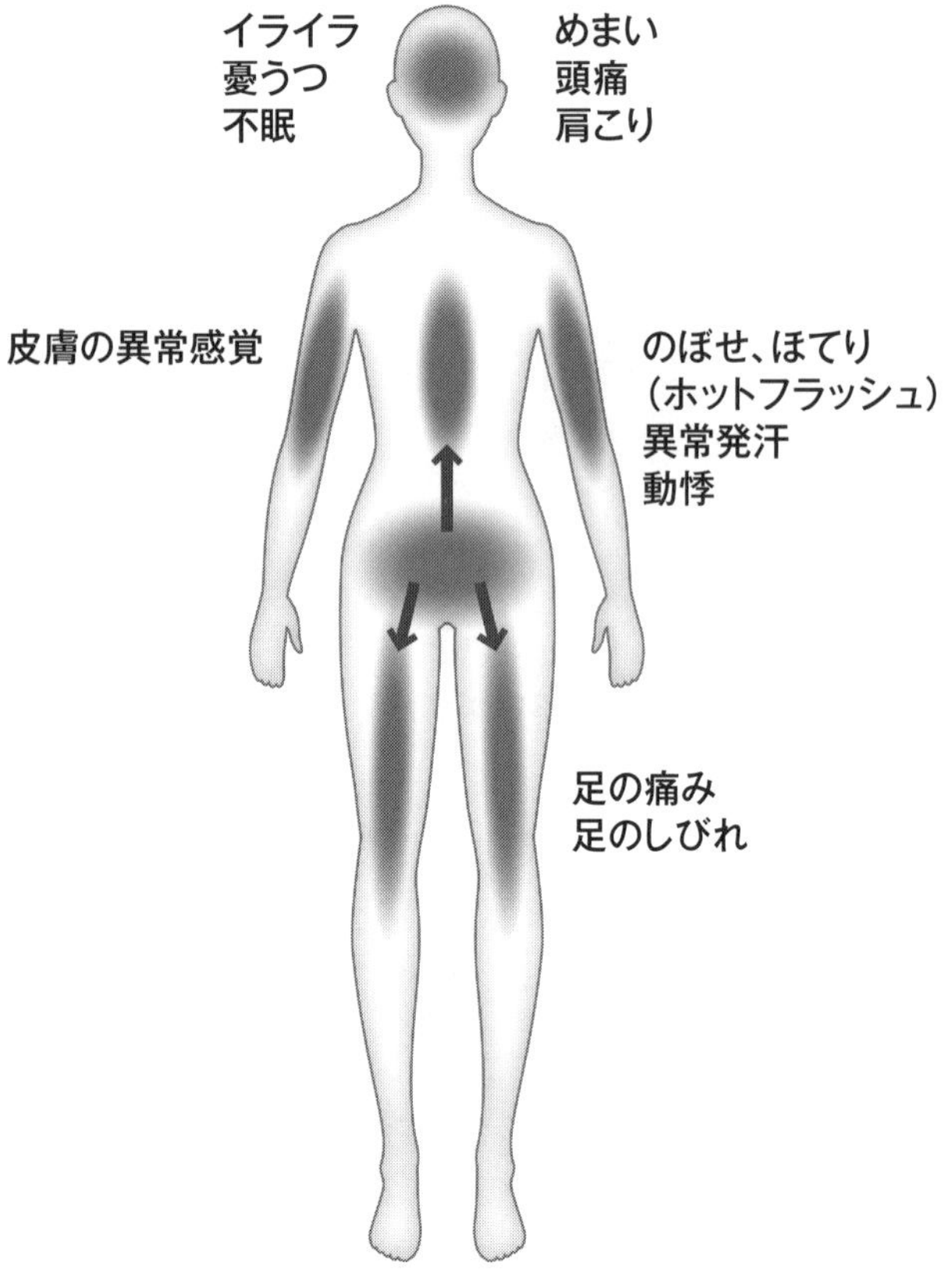

骨盤内のお血は、次第に全身に広がり、影響をおよぼします。

ほてり、異常発汗、動悸、異常な皮膚感覚などがでてきます。そして次第にイライラ、憂うつ、不眠など精神・神経症状もともなうようになります。これが更年期にみられるお血の症状であり、昔の人はこれを「血の道症」とよんでいました。

血のゆがみ「お血《けつ》」が女性の好不調を決める

「血《けつ》」は血液のことです。ここに生じるゆがみとは、血液が詰まって循環が悪くなることです。西洋医学でも血液が詰まってしまう病気があるので理解しやすいことでしょう。

でも東洋医学でいうお血《けつ》はそれだけではありません。血液にはたくさんの物質が含まれていますが、ドロドロ血に変化し、物質が作用できない状態もお血です。その物質には女性ホルモンも含まれます。

また血液は本来、体内に均等に配分されるものであるため、不自然にかたよった状態もお血です。たとえば量が多く充血していたり、また少なく貧血になったりすることです。充血に傾くと、唇の色が悪くなり、皮膚が黒ずみ、月経異常などがおこります。一方貧血に傾くと、顔色が青白くなり、皮膚にうるおいがなくなり、抜け毛や息切れがおこります。これらを正式には「瘀《お》血」と書きますが、「瘀《お》」とは停滞する、とどこおることを意味します。でもなんとなく「悪血」「汚血」のほうが、イメージにぴったりです。これらを古血ともいいますが、この異常を放置しておくと、病気を招いてしまいます。

女性の体はホルモンの影響を受けて変化しているため「血」がゆがみやすくなっていきます。とくに更年期のころは社会の中でストレスをつのらせていることも多く、体力の低下も手伝って、お血が体の好不調に直結してしまいます。

長年の「お血」は更年期の問題を作りだす

お血には、一見してわかりやすいものと、わかりにくいものがあります。わかりやすいものは、体にできた出血、血液のかたまり、血管の変化です。そこに血液がとどこおっている様子は見ての通りです。そのほかに、女性の月経や妊娠に関係するトラブル、子宮筋腫や子宮内膜症、卵巣嚢腫などの婦人科系の病気もお血に含まれます。

わかりやすいお血とわかりにくいお血

わかりやすい「お血」

(1)出血	吐血、下血、出血
(2)血のかたまり	うちみ、ねんざ、骨折、手術後の後遺症 子宮筋腫、痔
(3)うっ血、血管拡張	足の静脈瘤、動脈瘤、血管腫 皮膚の黒ずみ
(4)血の道症	**更年期障害** 月経異常、月経前症候群、月経困難症 不妊症 妊娠中毒症、産後の不調 子宮筋腫、子宮内膜症、子宮がん 卵巣嚢腫、卵管炎、膣炎

わかりにくい「お血」

(1)慢性の痛みやしびれ
(2)慢性の皮膚病、皮膚のシミ、ふき出物
(3)経過の長いうつ病
(4)冷え症
(5)頑固な便秘
(6)治療の難しい病気(がん、膠原病、関節リウマチ、耳鳴りなど)やこじれた病気
(7)生活習慣病、肥満、骨粗しょう症

また慢性的な痛みをともなう病気や、冷え症、こじれた病気なども含まれます。これらは長患いの陰にこっそりまぎれこんでいるため、とてもわかりにくくなっています。

お血にまつわる変化には、若さあふれるころであれば柔軟に対応できますが、加齢とともに適応力がそこなわれてくるとなかなか対応できず、問題を感じやすくなってしまいます。つまり以前にこれらお血のあった方や、いまだに症状を残している方は、更年期のころから悩みが深くなるわけです。そのため早目に治しておくことが大切になります。

女性の更年期と深く関係するお血は前ページの表のとおりです。

西洋医学には「お血」という考え方はない

結局、お血は（1）血液循環が悪くなること、（2）血液に含まれる物質のはたらきが低下すること、（3）体の局所で血液の配分がかたよること（充血と貧血）をいいます。そのため治療は、「血」のめぐりやはたらきを回復させ、配分をととのえることです。漢方薬には複数の生薬が含まれますが、生薬どうしで効力を高め合ったり、うち消し合ったりして、ひとつのお薬として多彩に作用できるようになっています。これにより**適度な加減で**体内のゆがみを調和しています。

もちろん西洋医学にも血液が詰まる病気の考え方があります。よく「血液をサラサラにしておきましょう」という言葉も聞かれます。これもお血の治療のひとつといえますが、西洋薬は単一成分で成り立っているため、期待できるのはサラサラさせるというひとつの効能だけです。それ以外血液のはたらきを回復させる作用は期待できません。それは西洋医学が、内臓局所にこだわる学問であり、体を総合的にとらえるという考え方を欠いているためです。つまり東洋医学でいうお血のような広い概念はなじまないのです。まるで水と油のようです。

更年期の体調不良は、それまでに経験した月経や妊娠トラブル、あるいは子宮や卵巣の病気にもとづいた頑固なお血であり、西洋薬で個々に対処するよりも、漢方薬で調和することが理にかなっています。これを解決させることは体質改善にもつながります。

更年期障害を治す4つの「駆《く》お血剤《けつざい》」

お血に対応するためのお薬を「駆《く》お血剤《けつざい》」といいます。基本的なお薬には、桃核承気湯《とうかくじょうきとう》、桂枝茯苓丸《けいしぶくりょうがん》、加味逍遥散《かみしょうようさん》、当帰芍薬散《とうきしゃくやくさん》があります。この4つは古くから女性の悩みを解決する「聖薬」とよばれてきました。「血の道症」には女性特有の生理現象の乱れと、精神・神経症状の異常が重なりやすく、お薬には「血」を中心に「気」「水」がめぐるように配慮されています。患者さんの体質とお薬との相性をイメージするうえで大切なので。4つの基本的な駆お血剤をここにあげてみます。

桃核承気湯《とうかくじょうきとう》

このお薬は**とても体力のある方**にもちいます。そのような方を漢方では**実証《じっしょう》**といいます。更年期障害のお薬の中で**もっとも激しい精神・神経症状のある方**に投与します。大黄《だいおう》という排便をうながす生薬が中心で、これが強力に「気血」のゆがみをととのえます。お薬の名にある「承気《じょうき》」とは気をめぐらすという意味です。便秘があれば投与しやすいのですが、なくてもそのまま用います。大黄《だいおう》を含むこのお薬が、血の道症に関連した自律神経や緊迫感みなぎるヒステリーやうつ症状に有効だからです。診療ではお腹に触れて体質を判断しますが、お血のある方にはお臍の左右下方に圧痛やかたまりを触れます。これが駆お血剤を考えるサインです。特に桃核承気湯《とうかくじょうきとう》を考える方のお腹には、左下腹部にそのポイントがあります。昔から左の下腹を軽くこすっただけで違和感がある場合は「このお薬を用いるとよい」という言い習わしがあります。

桂枝茯苓丸《けいしぶくりょうがん》

このお薬は、**比較的体力のある方**に用います。漢方ではこれを**中間証**《ちゅうかんしょう》といいます。体力があまるほどあるわけではなく、かといってないわけでもない、標準的という意味です。そのような方のお薬が桂枝茯苓丸《けいしぶくりょうがん》です。こうした方は桃核承気湯《とうかくじょうきとう》をもちいる方よりも少し体力がおとっています。中間証の方のお腹には、ある程度緊張感がみられますが、お血のサインは、右下腹部だけに感じることもあります。

このお薬に含まれる生薬は5つと少ないので、他に「気」「水」をめぐらすお薬をつけ足すこともあります。この薬には、かえってそれができるよさがあります。

また更年期の訴えに、どれだけ「血」の要素が関わっているのかを判断するため、まずこのお薬だけで観察することがあります。つまり最初の一手として利用するわけです。臨床の場ではすぐに治療の方針を決められないこともあり、段階的に次の手を考えるとき、**標準的な駆お血剤として重宝しています。**

代表的な駆お血剤

- 桃核承気湯《とうかくじょうきとう》
- 桂枝茯苓丸《けいしぶくりょうがん》
- 加味逍遥散《かみしょうようさん》
- 当帰芍薬散《とうきしゃくやくさん》

桃核承気湯《とうかくじょうきとう》、桂枝茯苓丸《けいしぶくりょうがん》を用いる症状

桃核承気湯《とうかくじょうきとう》

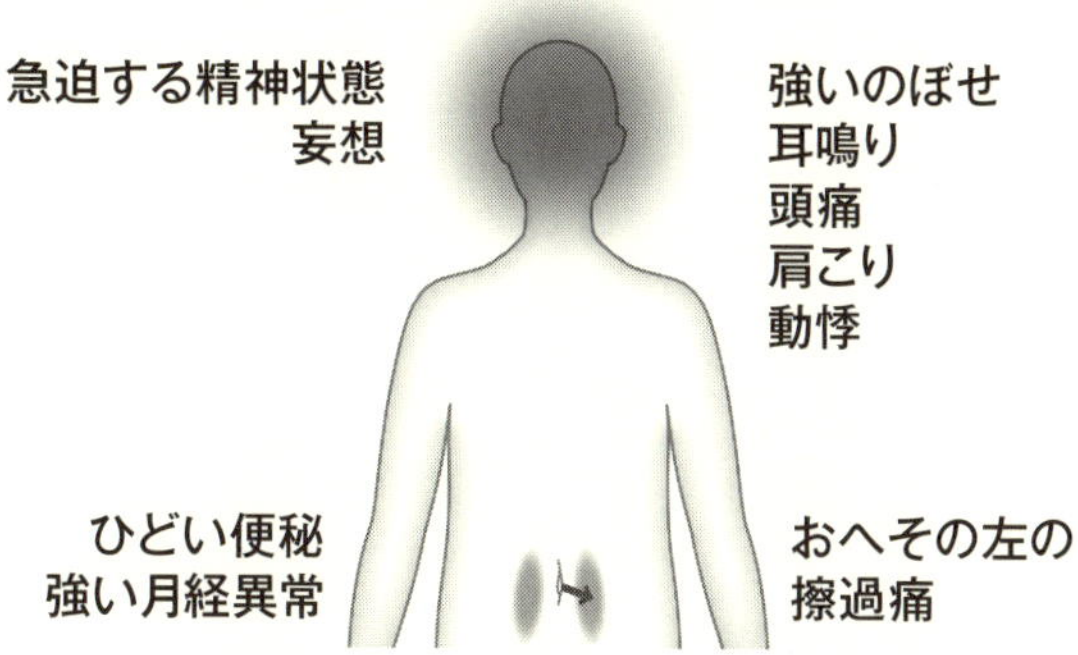

桂枝茯苓丸《けいしぶくりょうがん》

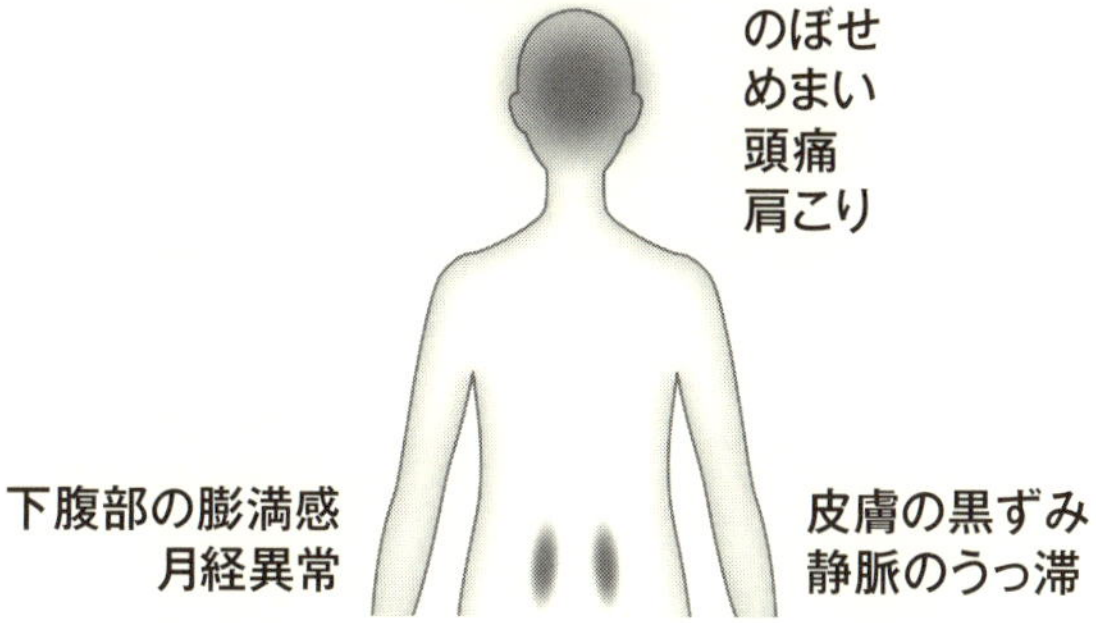

桃核承気湯は、とても体力のある方にもちいます。桂枝茯苓丸は、それよりも少し体力のおとる方（比較的体力のある方）にもちいます。

加味逍遥散《かみしょうようさん》

このお薬は、**体力のない方**に用いいます。漢方ではこのような方を**虚証《きょしょう》**といいます。このお薬には「血」を中心に「気」や「水」のゆがみを改善する生薬がまんべんなく含まれているため、とても応用範囲の広いお薬です。**自律神経や精神が不安定な方に合います。**

このお薬を用いるためのたとえをあげましょう。ものごとに腹が立ったとき、男性的な怒り方と、女性的な怒り方があります。男性的な怒り方とは、急にかっとゆでダコになって、あたりを蹴ちらかす爆発的なものをいいます。一方女性的な怒り方とは、こころのうちにイライラを秘め、ちくちく小出しにはきだすものをいいます。女性的なものは、情緒も不安定になり、あれもこれもと訴えが広がります。

男性的な怒り方をする女性には、桃核承気湯《とうかくじょうきとう》が合います。しかし女性的な怒り方には、加味逍遥散《かみしょうようさん》がぴったりです。「逍遥《しょうよう》」とはあちこちぶらぶら、あれもこれもという意味ですから、これをイメージしてみてください。

当帰芍薬散《とうきしゃくやくさん》

このお薬も**体力のない**方に用います。見た目から、やせ、色白、血色不良、なで肩の方

加《か》味《み》逍《しょう》遥《よう》散《さん》、当《とう》帰《き》芍《しゃく》薬《やく》散《さん》を用いる症状

加《か》味《み》逍《しょう》遥《よう》散《さん》

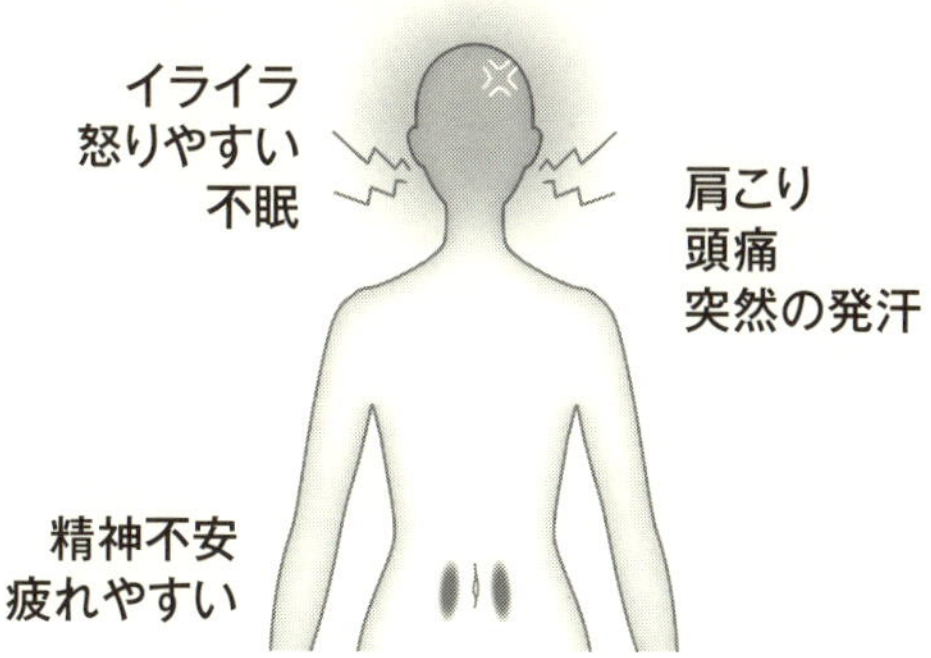

当《とう》帰《き》芍《しゃく》薬《やく》散《さん》

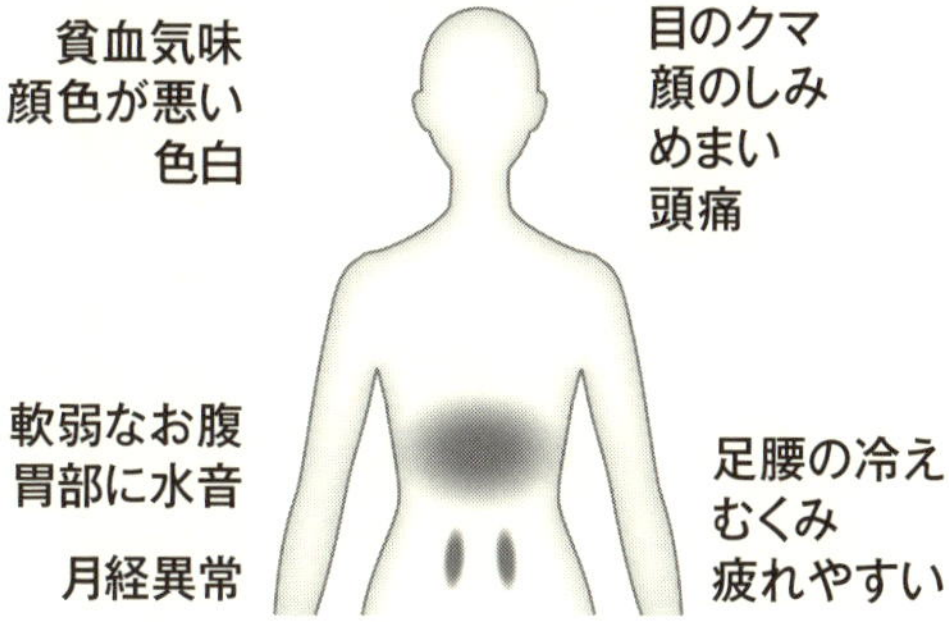

加味逍遥散も当帰芍薬散も体力のない方にもちいますが、前者は、自律神経や精神が不安定な方に合います。

です。そのような和美人を昔は「やまとなでしこ」と表現しましたが、そんなイメージです。

当帰芍薬散《とうきしゃくやくさん》は、四物湯《しもつとう》という貧血を改善させるお薬が基本です。それに五苓散《ごれいさん》（四苓湯《しれいとう》）という「水」を調整するお薬を含み、体力のなさを、「血」と「水」を調整しながら補うはたらきがあります。これによって**体質的に弱い胃腸、冷え症、足のむくみ、月経異常などを改善します**。精神面には、それほどかかわりません。

ところで**更年期のお血を治療するとき、その方の体質が「桂枝茯苓丸《けいしぶくりょうがん》の側なのか、それとも当帰芍薬散《とうきしゃくやくさん》（四物湯類《しもつとうるい》）の側なのか」を考えています**。お血には、ほてりのような熱性のものと、冷え症のような寒性のものの2つがあり、「熱お血」には体を冷ます桂枝茯苓丸を、「冷えお血」には体を温める当帰芍薬散（四物湯類）を基本にします。治療が正反対になるため、おおまかでも二者を見分けることが大切であり、私は診察室に入ってこられたときの印象も頼りにして判断しています。

それからもうひとつ別の事情もあります。実は当院は内科を標ぼうしているため、女性から生殖器のトラブルについて相談されることは多くありません。実際、西洋医学の婦人科診察も行っていません。ところが性器出血などは更年期障害の悩みのひとつです。もち

体質によって使い分ける2つのお薬

強いお血	弱いお血（血虚）
熱お血	冷えお血
桂枝茯苓丸《けいしぶくりょうがん》	当帰芍薬散《とうきしゃくやくさん》 （四物湯類《しもつとうるい》）
体を冷ます作用	体を温める作用

ろん悪性の腫瘍が関係しているといけないので、まずは婦人科専門医に診てもらうほうが賢明です。しかしその後症状が長引くようなら、漢方薬もよいでしょう。

これにはホルモンの影響で、子宮の内膜が増殖して出血する場合と、内膜が委縮して出血する場合の双方があり、前者「熱お血」には桂枝茯苓丸《けいしぶくりょうがん》に熱を冷ますお薬（黄連解毒湯《おうれんげどくとう》など）の併用を、後者「冷えお血」には四物湯の発展薬（芎帰膠《きゅうききょう》艾湯《がいとう》など）を考えます。しかし、当院ではそれらを相談されないこともあり、きちんと体質を見分けておかないと、いつの間にか症状を悪化させてしまうことがあるのです。

さて桂枝茯苓丸《けいしぶくりょうがん》と当帰芍薬散《とうきしゃくやくさん》（四物湯類《しもつとうるい》）の患者さんの見分け方について、有名なエピソードがあります。大正時代の漢方名医である湯本求真《ゆもときゅうしん》先生は、あるとき通りすがりの芸者さんを見てこういったそうです。「慢性病は、必ずお血をともなっている。桂枝茯苓丸《けいしぶくりょうがん》は、筋肉のしまりがよく、血色のよい婦人に用いるとよい。当帰芍薬散《とうきしゃくやくさん》は筋肉が軟弱で、しまりが悪く、血色の優れない貧血美人によい」と。これはのちに昭和の大漢方医となられた大塚《おおつか》敬節《けいせつ》先生に教え諭された話です。これは二つのお薬を使い分けるうえで、とても参考になります。

第1章

更年期障害は
なぜおこるのか

✿女性の一生はホルモンに左右されている

女性の一生は、ホルモンに左右されています。西洋医学では、このホルモンのはたらきについて明らかにしています。更年期障害とは現代医学の病名ですが、「なぜおこるの?」についても理解するためには、西洋医学的な解釈について知っておくことも大切です。

まず女性の骨盤には、子宮と卵巣があります。女性のホルモンと関わる臓器は、脳と卵巣です。脳は卵巣に対し女性ホルモンを分泌するよう刺激しています。卵巣はそれに応えてホルモンを分泌していますが、逆に脳にも脳ホルモンを抑えるようにはたらきかけています(39ページ図)。相互に作用することで、バランスが維持されているのです。

幼児期の女の子の卵巣には、すでに赤ちゃん卵子(卵胞)が備わっています。卵胞とは卵子が入っている袋のことですが、これがたくさん存在し、学童期後半から思春期にかけて、脳ホルモンによって成熟がうながされ、女性ホルモンを分泌するようになります。

女性の一生とホルモン

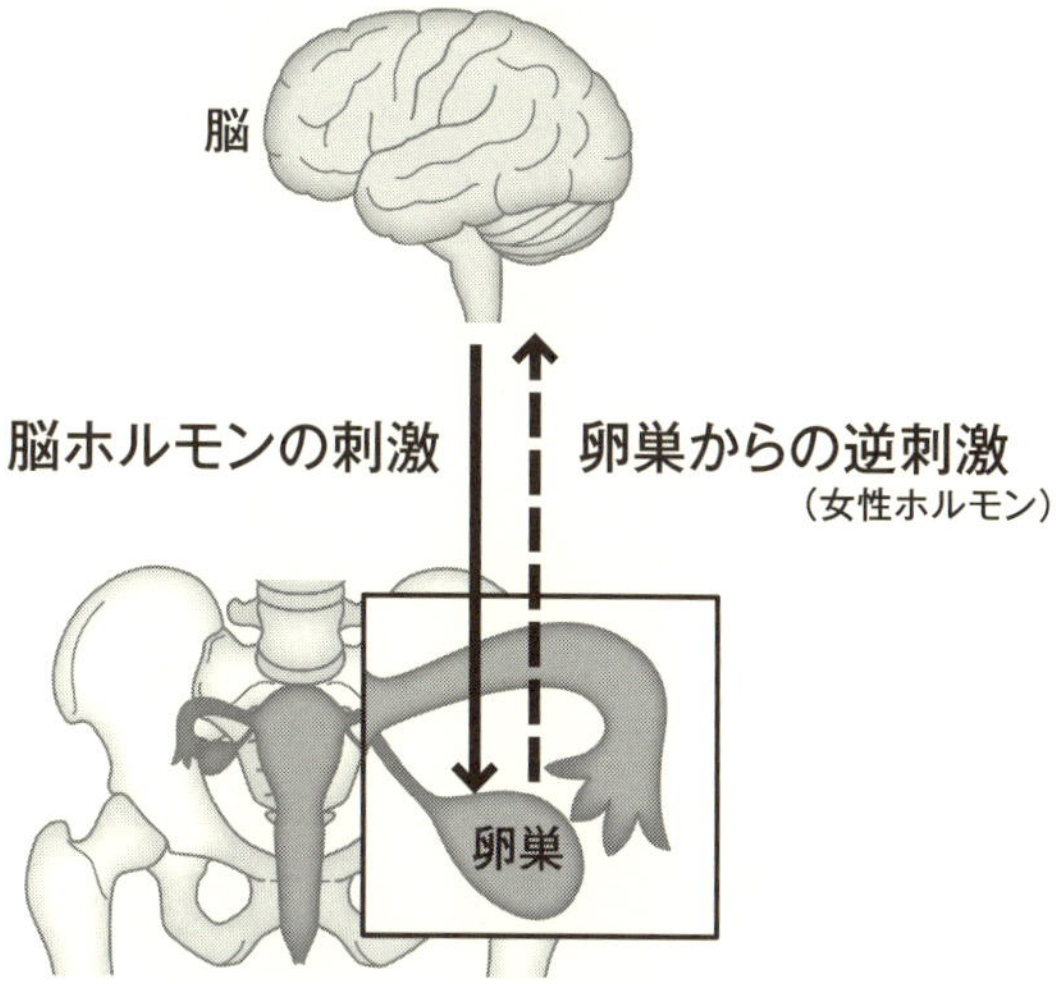

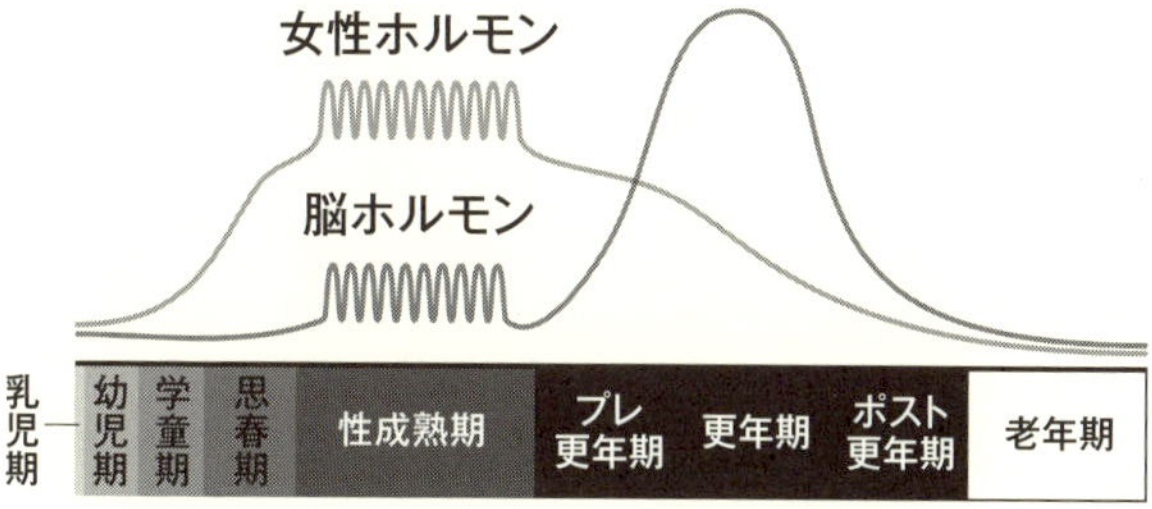

（上）脳は卵巣に脳ホルモンを通じて刺激を送ります。それを受けて卵巣は、女性ホルモンを通じ脳に逆刺激を送ります。これによりシーソーゲームのようにバランスが維持されています。
（下）女性ホルモンの分泌は性成熟期にピークをむかえます。脳ホルモンは更年期に過剰に作用します。

卵胞の数は生まれたばかりの赤ちゃんでは200万個と最も多く、その後ゆっくり減っていきます。この減少のペースは40歳から早まって、50歳になるとほとんどみられなくなってしまいます。これが閉経です。閉経がおこる前後10年間を更年期といい、これは誰にでも訪れるものです。

ホルモンは一生をかけて体に作用するものですが、卵巣から分泌される女性ホルモンと脳ホルモンとの関係には、3つの段階(ステージ)があります(39ページ図)。

(1)思春期から性成熟期:女性ホルモンと脳ホルモンが増えたり、減ったりする
(2)更年期:女性ホルモン不足、脳ホルモン過剰
(3)老年期:女性ホルモン不足、脳ホルモン不足

✿女性ホルモンと脳ホルモンがうまく増減する時期

排卵と月経

女性ホルモンは思春期に分泌がはじまり、性成熟期をへて、30歳代前半まで分泌が盛んになります。卵巣からの女性ホルモンは脳ホルモン（1、2）の刺激を受けて分泌されますが、次に脳にも逆に刺激を送るため、これによって脳から次のホルモン（1、3）が分泌されます。そしてこれがシャワーのようにたくさん卵巣に降りそそぎます。そうなると成熟卵子がポンと卵巣の外に飛び出てきます。これが排卵です。これはひと月ごとに片方の卵巣からおこり、妊娠の準備がはじまります（42ページ図）。

女性ホルモンは2種類あります。ひとつは卵胞からでる卵胞ホルモン（エストロゲン：A）で、もうひとつは排卵後、卵巣に残る黄体という袋からでる黄体ホルモン（プロゲステロン：B）です。それぞれ、妊娠のために必要なホルモンです。

妊娠が成立しないとそれらホルモンの量はいっきに下がるため、すべての準備が清算さ

脳と卵巣

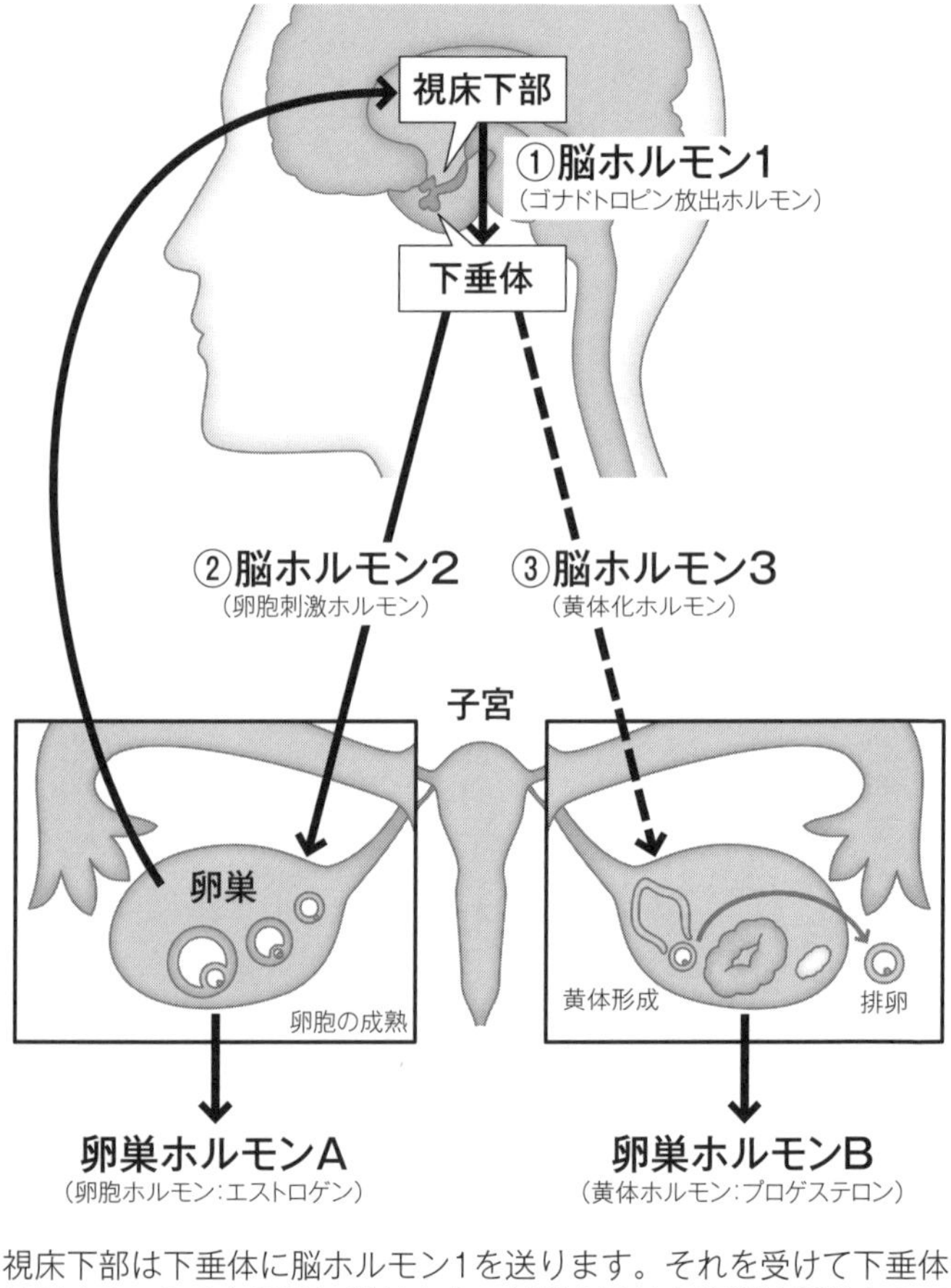

視床下部は下垂体に脳ホルモン1を送ります。それを受けて下垂体は脳ホルモン2を卵巣に送ります。刺激を受けた卵巣は卵巣ホルモンA（エストロゲン）を分泌します。これは、女性ホルモンとして中心的に体に働きますが、視床下部にも刺激を返します。これによって脳ホルモン3を通じ排卵が促されます。排卵後、卵巣に残る黄体という袋から、もうひとつの卵巣ホルモンBが分泌されます。

れます。これが月経（生理）です。これは次の妊娠のチャンスに備えるための変化です。

妊娠と産後

ひとたび妊娠が成立すると、胎児をはぐくむために胎盤が形成されます。まだ未熟な胎盤は、絨毛《じゅうもう》とよばれ、ここからホルモン（絨毛性ゴナドトロピン：C）が分泌されます。これによって胎盤が成熟すると、出産までの間、卵巣とは別に女性ホルモン（Ⓐ、Ⓑ）が分泌されます。

出産が無事行われると、役目を終えた胎盤は子宮の外に出てしまい、胎盤からのホルモンはなくなってしまいます。しかし卵巣からのホルモンもすぐには回復しないため、産後の女性はホルモンの極めて少ない中で過ごすことになります。その結果、体や精神が不安定になってしまいます。この時期を、産後の肥立《ひだ》ちの期間、産褥期《さんじょくき》といいます。体調が妊娠前の状態まで回復するためにはおおよそ6～8週間かかります。

妊娠～出産～産後にまたがり、高かったホルモンがいっきにさがってしまう状態は、閉経に似ています。そのため「短期間の更年期」にたとえられることもあります。

このようにホルモンは、シーソーゲームのようにあがったりさがったり変動しています。

妊娠中のホルモン

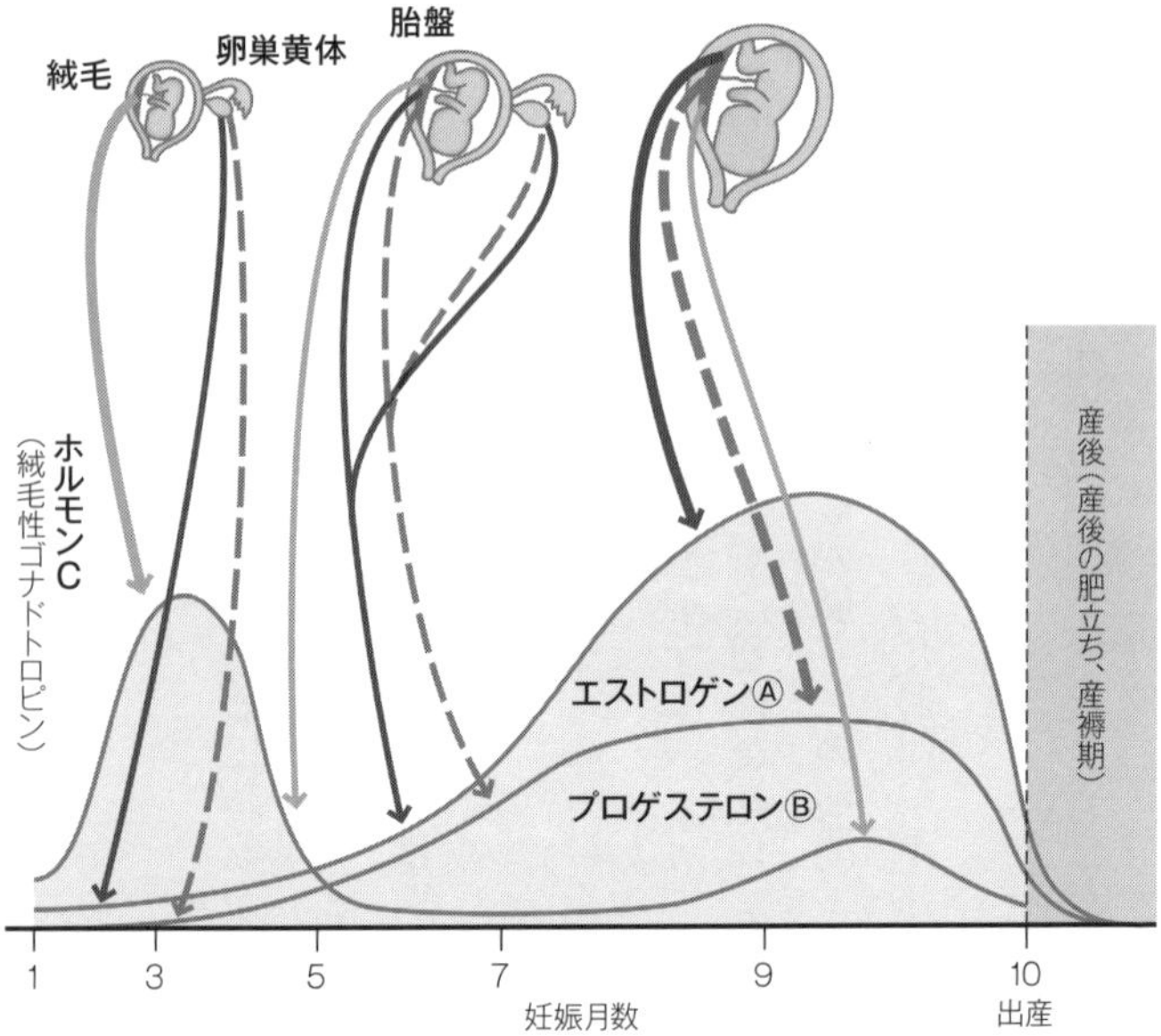

妊娠が成立すると、子宮内に形成された絨毛からホルモンCが分泌され、これにより胎盤が形成されます。成熟した胎盤から2つの女性ホルモン（Ⓐ・Ⓑ）が分泌され胎児がはぐくまれます。出産後、胎盤から子宮外に出てしまうと、ホルモンが一気に低下します。

性成熟期まで女性はこの〝激しいうねり〟に体を合わせながら生活しているのです。

✿更年期は女性ホルモン不足、脳ホルモン過剰

更年期をむかえるようになると卵巣のはたらきが衰えはじめ、卵胞ホルモン（A）が低下します。これによって卵胞が育たなくなるため、排卵もなくなり、黄体ホルモン（B）の分泌が止まります。結果として月経がなくなり、閉経をむかえます。

脳はその変化を察知し、大量の刺激ホルモン（1、2）を卵巣に向けて分泌するようになりますが、いくら刺激しても、衰えてしまった卵巣からの応答はありません。そうなると脳ホルモンだけが過剰になってしまいます。

実は脳ホルモンを分泌している視床下部という脳のおおもとはホルモンだけではなく、自律神経の調整にも関与しています。そのため過剰な脳ホルモンたちは、となりの自律神経にも余計な作用をし、揺さぶり動かしてしまいます。これが更年期障害の原因です。

更年期のステージによって、体を鎮静させる副交感神経と目覚めさせる交感神経が交互

更年期障害の成り立ち

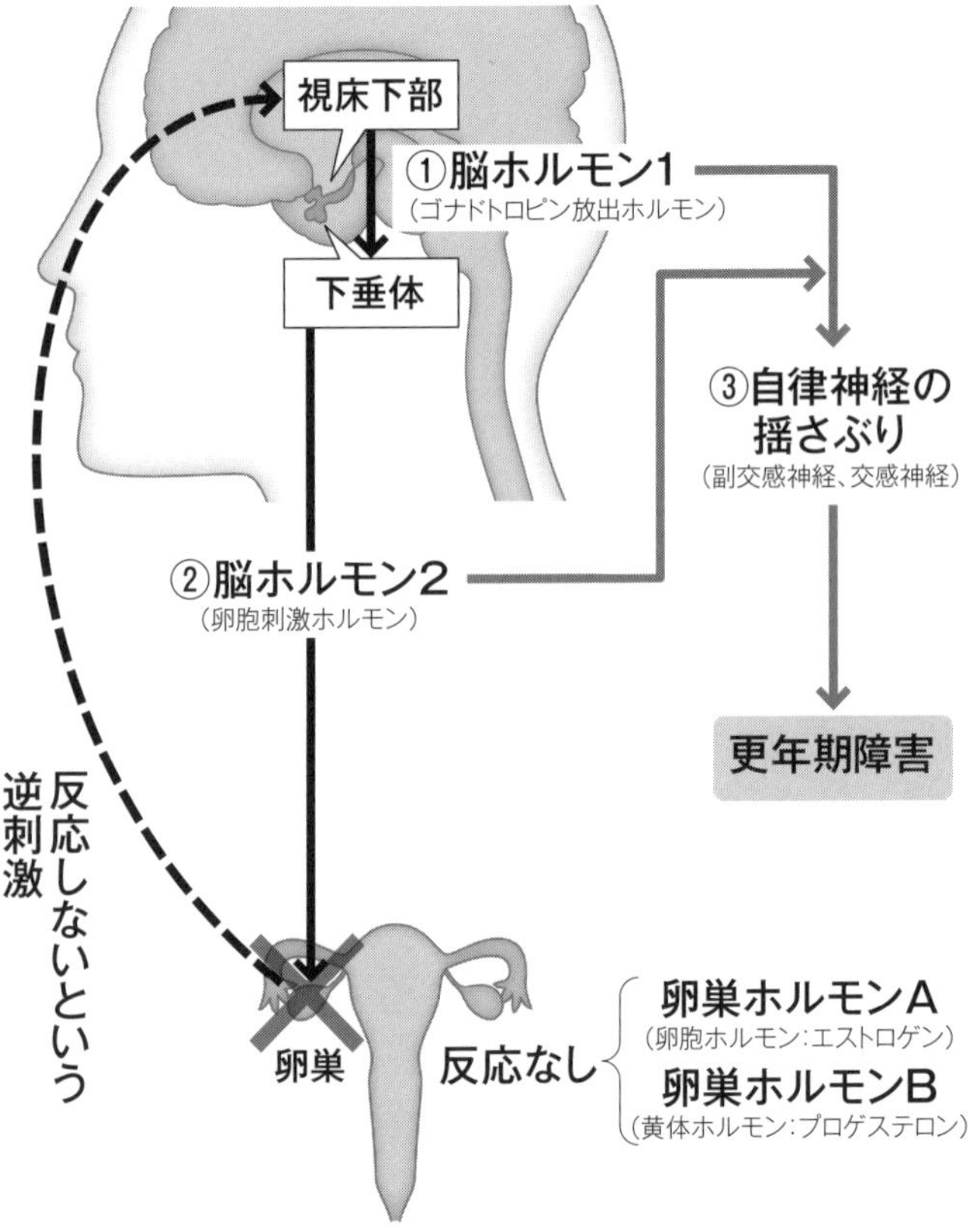

更年期に卵巣のはたらきが低下すると、脳ホルモンの刺激に反応しません。過剰になった脳ホルモンが自律神経を揺さぶるため、更年期障害がおこります。

に揺さぶられます。この不足と過剰のゆがみが連続し、体の不調が生まれてくるのです。

✿老年期は女性ホルモン不足、脳ホルモン不足

更年期を過ぎてくると、女性ホルモンと同様に脳ホルモンも低下してきます。これらのホルモンは子孫を残すため、女性の体をしっかり守ってきましたが、その庇護《ひご》がなくなると、男性同様に血圧やコレステロールが高くなり、更年期直後から、動脈硬化が進みはじめます。そして老年期には生活習慣病が体に染みつき、骨ももろくなりはじめ、いよいよ年齢相応の変化がみられるようになってきます。

✿社会的な背景も更年期障害へ影響する

こうしたホルモンや自律神経の変化は、多かれ少なかれすべての女性におこります。しかし閉経の年齢が早まったり、遅くなったり、症状の出方に個人差がみられるのは、一人ひとりの背景が異なるからといわれています。

まず若いころから子宮や卵巣に問題のあった方や、月経のたびにトラブルを抱えていた方は、それらの問題がのこされていると更年期に問題がふくらみます。

またこの年代の女性には自身の健康問題に加え、夫婦間のトラブル、両親の介護、子どもの反抗期、進路の悩み、独立の淋しさなどがあります。また仕事をしている方は、職場でのストレスがつのっていることもあります。年齢とともにみえかくれする体力の低下に、いろいろな精神的ストレスが上乗せされ、不調が生じやすくなっています。

また日ごろの生活習慣が悪影響している方もいます。若いころは元気なため、衣食住に無頓着した結果、コンビニやファストフードなどの高脂肪食品や体を冷やす飲食物を過剰に摂取していたり、飲酒・喫煙、運動不足、薄着ファッション、夜更かし、過激なダイエットなど、何十年と積み重ねた習慣が、更年期にいっきに吹き出す場合もあります。

日々の外来で感じるのは、更年期にさしかかっているにもかかわらず、まだ30代と同じ食生活やリズムで過ごしている方々が多いことです。気持ちが若々しいのはとてもよいことなのですが、生物学的に体が１８０度変わる分岐点に立っているという認識も大切です。イソップ物語「アリとキリギリス」のアリのように、前もって備えておくことも大切なことなのです。

✿ 更年期にはどんな症状が出るか

更年期障害の主症状は次のものがあげられます。症状は更年期に一時的に生じる方と、老年期まで続く方など個人差があります。

（1）体の症状・自律神経症状

・のぼせ・ほてり（ホットフラッシュ）

・異常発汗
・動悸、めまい
・冷え症
（2）知覚（感覚）の異常
・お腹の違和感や痛み
・頭痛、肩こり、腰痛、足の痛み
・皮膚をアリが這《は》うような感覚
（3）精神の異常
・イライラ、神経過敏
・うつ、倦怠感
・不眠
（4）女性特有の生理現象の症状
・過多月経、過長月経、不正出血

✿ 更年期障害の評価はこう行う

更年期障害は、身体症状を主体とするものと、精神症状を主体とするものとに分けられます。これらは問診によって判別しますが、身体症状を客観的にみるために女性ホルモン（エストロゲン（E2））や脳ホルモン（卵胞刺激ホルモン）の量を測定します。更年期にみられる症状は、自律神経にかかわる甲状腺の機能異常と似ているため、こちらのホルモン（甲状腺ホルモン、甲状腺刺激ホルモン）の量もいっしょに測定します。

しかしそれさえ行えば確定できるものではなく、症状と検査値にはズレが生じることもあります。そこでよく参考にされるのは、「クッパーマン更年期障害指数」といわれるものです。更年期障害にみられる11の症状を程度に応じて3段階で表現し、合計点数を出すものです。数値が16～20を軽症、21～34を中等度、35以上を重症と判定します（52ページ表）。

更年期症状は自律神経失調が関係し、訴えも一定しないため、幅ひろく質問が用意され

クッパーマン更年期障害指数

あなたの更年期障害の程度がわかります

症状の種類	症状の程度	評価度
① 顔がほてり、汗をかきやすい	3・2・1・0	4
② 手足がしびれ、間隔が鈍くなる	3・2・1・0	2
③ 寝つけず、目を覚ましやすい	3・2・1・0	2
④ 興奮しやすく、神経質になった	3・2・1・0	2
⑤ くよくよし、ゆううつになる	3・2・1・0	2
⑥ めまいや吐き気がする	3・2・1・0	1
⑦ 疲れやすい	3・2・1・0	1
⑧ 肩や腰、手足の節々が痛い	3・2・1・0	1
⑨ 頭が痛い	3・2・1・0	1
⑩ 心臓が動悸する	3・2・1・0	1
⑪ 皮膚をアリが這う感じがする	3・2・1・0	1

(1) ①〜⑪までのそれぞれの「症状の程度」について〔強い=3、中程度=2、弱い=1、なし=0〕の4段階の評価をつけてください。

(2) 「症状の程度」の数値に「評価度」の数値を掛けます。〔症状の数値×評価度の数値〕

(3) ①〜⑪までの、〔症状の数値×評価度の数値〕を合計したものがクッパーマン指数です。

クッパーマン指数が16〜20：軽症の更年期障害
クッパーマン指数が21〜34：中等度の更年期障害
クッパーマン指数が35以上：重症の更年期障害

ています。表中「症状の種類」は、医学的には「症状群」として考えます。合計点数だけではなく、体や精神面のどこに症状がかたよっているのかをみるものです。

採血データは客観的なものですが、指数は、本人の訴えによる主観的なものです。プレ更年期〜更年期の症状は、閉経という生物学的な体内変化だけでおこっているのではなく、ストレスなどの体外要因も関係しています。そのためホルモンの値と指数は、いつもかみ合っているわけでありません。ホルモンの数値にはっきり変化がなくても、クッパーマン指数が高い場合もあります。診療ではそのことを理解し、双方を参考にしています。

症状群

①血管運動神経障害様の症状
②知覚障害様の症状
③不眠
④神経質の程度
⑤抑うつ、憂うつ感
⑥めまい

⑦全身倦怠感
⑧関節痛、筋肉痛
⑨頭痛
⑩心悸亢進
⑪蟻走感《ぎそうかん》（皮膚をアリが這うような異常感覚）

✿更年期にみられる精神面の評価の工夫

更年期には、神経過敏やうつ反応がみられることがあります。これに対して西洋薬では、抗うつ薬や抗不安薬などがもちいられます。しかし本当のうつ病とは、細かな点で違いがあるといわれています（56ページ表）。ただ臨床の場では、なかなか区別がつかないこともあり、精神心療内科では、心理テストが行われているところもあるようです。当院は内科であるため、検査時間やプライバシーの問題から、テストは行っていません。その代わり、初診時にもともとの性格（病前性格）についてうかがい、参考にしています。以下の質問のあてはまる項目に○をつけてもらい、そのパターンからおおまかに判断しています。

（1）「躁うつ病」躁（陽）の一面：興奮して怒りやすい・イライラしやすい・社交的、など

（2）「躁うつ病」うつ（陰）の一面：くよくよ・気が弱い・神経質・考えすぎる、など

（3）他人に同調する度合い：他人の意見につられやすい・自分の意思をつらぬく、など

（4）執着しすぎる性格：勤勉・凝り性・几帳面・ごまかせない、など

（5）真面目に考えすぎる性格：他人につくす・人への心遣いを大事にしすぎる、など

たとえば「躁うつ病」という、元気と落ち込みが行ったりきたり変動する病気がありますが、ここでは興奮したり、くよくよしすぎる程度をみています。また「うつ病」では、まわりの意見につられやすかったり、几帳面であったり、物事へのつよい執着や、その度合いをみています。

更年期障害でも精神病でも、症状が重いときは区別できないこともありますが、それも承知のうえで、お薬を考えるときに参考にしています。

更年期障害とうつ病の比較

	更年期障害	うつ病
年齢	**更年期**	**思春期** **更年期以後**
原因	閉経 （女性ホルモンの低下 脳ホルモンの影響増大）	脳内神経伝達物質の低下 （セロトニン）
もともとの性格	特になし （やや抑うつ的）	循環気質、同調性格 執着気質、抑うつ
症状	のぼせ、ほてり （ホットフラッシュ） 異常発汗 動悸 胸・腹の違和感 頭痛、肩こり 腰痛 イライラ、だるさ 不眠 女性器の症状	動悸 胸・腹の違和感 頭痛、肩こり 腰痛 イライラ、だるさ 不眠
西洋医学的治療	ホルモン補充療法	抗うつ薬、抗不安薬
東洋医学的理解	「血」➡「気」の異常	「気」➡「血」の異常
東洋医学的治療	駆お血剤が中心	気剤が中心

✿男性にもみられる更年期障害

更年期障害は女性ばかりにおこるのではありません。40〜50歳台のはたらき盛りの男性にたくさんの患者さんが潜んでいるといわれています。

最近では男性更年期を特に「加齢男性性腺機能低下症候群（late-onset hypogonadism：LOH症候群）とよぶようになってきました。原因は男性ホルモン（テストステロン）の低下です。症状は、体と精神と性機能の3つの要素がありますが、これらがお互い関連して症状を悪化させていくものです。

（1）体の症状・自律神経症状
・ほてり、のぼせ
・異常発汗
・冷え症

・関節、筋肉の痛み
・体の疲労、倦怠感

(2) 精神の異常
・抑うつ、不安
・イライラ、神経過敏
・不眠
・記憶力の低下、集中力の低下

(3) 男性特有の性機能の症状
・性欲低下
・勃起障害、射精感の低下

症状の主なものは、男性特有の症状を除くと、女性のものと大差ありません。異なるのは女性の更年期は閉経期をはさんだ10年間が中心ですが、男性の場合は40歳以後、60〜70歳台でも発症する可能性があることです。

男性は女性よりもホルモンがあがったり、さがったりする変化の度合いが少ないせいか、症状が目立ちにくく、これまであまり病気として認められてきませんでした。そのぶん自身も、周りの者も気がつかず、長い期間つらい思いをしていることがあります。長い期間精神科で、うつ病として治療を受けている方も多いようです。

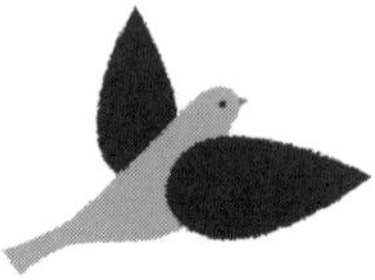

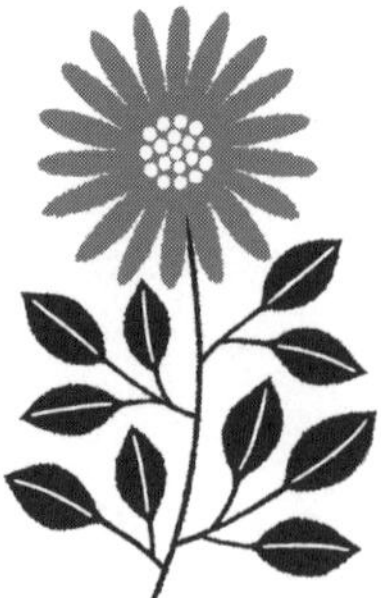

第2章

更年期障害に
漢方をすすめる理由

更年期障害では、なぜ漢方が役に立つの？

体内でおこるホルモンの変動について、西洋医学でこれほどたくさんのことがわかっているのに、どうして東洋医学が必要なのでしょうか。

それは人間の体が、西洋医学の理論よりもっともっと複雑だからです。まだまだ現代医学では対応できない症状があり、悩んでいる方がたくさんいます。そのため東洋医学もあわせて対処するとよさそうなのです。

更年期の変化は不要なもの？

閉経前は体が若いぶん、女性ホルモンによる骨盤内の「血」の増減を受け入れることができます。しかし更年期になると、女性ホルモンが安定しないので、これによって「血」

の変動も大きくなります。そして、それを受けた自律神経の揺さぶられ方もはなはだしくなります。まるで地震の揺れが、震源地から離れるにしたがって広がりを増し、大きく揺り動かされているようなものです。さらにこれに体外の要因、つまり生活習慣や環境が拍車をかけるため、更年期症状もひとすじなわではいかなくなります（64ページ図）。

そもそも更年期における女性ホルモンの低下は、年齢を考えると自然の変化のひとつです。すなわちそこに生じる自律神経の反応は、次の年齢に向けての適応現象なのです。きっと加齢によって沈滞する体を刺激するはたらきなのでしょう。もちろん過剰反応となると不愉快なものなのですが、あらためて考えると不要とはいい切れない感じもします。

これはアレルギー性鼻炎の鼻水、インフルエンザ感染の発熱、食中毒の下痢と似ています。それぞれの症状は、人体にとって異物である花粉、ウイルス、細菌を処理するための適応現象です。それは〝不愉快〟な反応なのですが、意味を考えるとけっして不要なものではありません。そうなるとこれらの生体反応を理解し、ある程度受け入れることも大切になってきます。

変動の激しい更年期

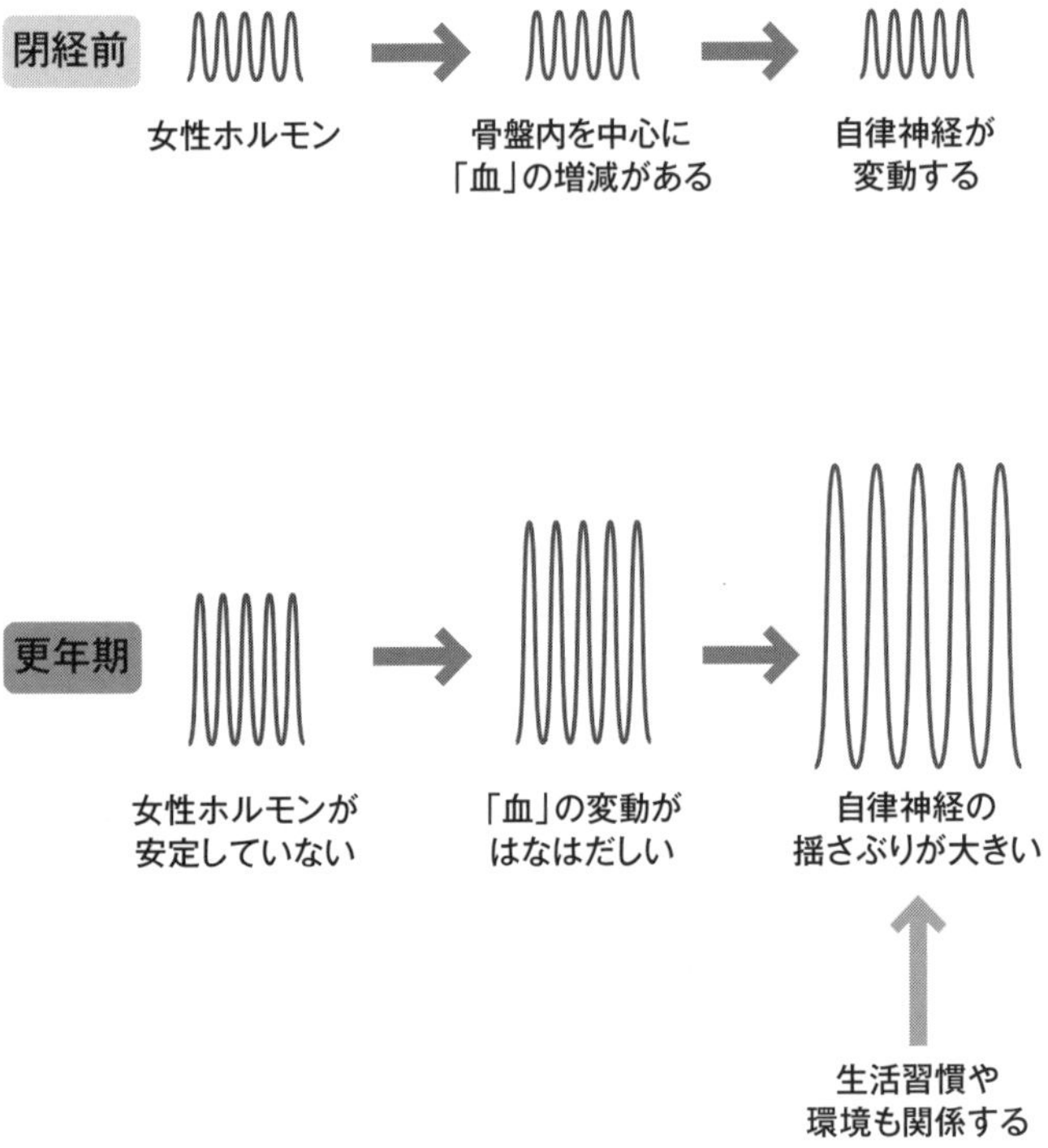
閉経前
女性ホルモン
骨盤内を中心に
「血」の増減がある
自律神経が
変動する
更年期
女性ホルモンが
安定していない
「血」の変動が
はなはだしい
自律神経の
揺さぶりが大きい
生活習慣や
環境も関係する

リスクもともなうホルモン補充療法

生物の体を作っているのは、細胞です。細胞には核があり、遺伝子が含まれています。遺伝子は翻訳されるとタンパク質が作られます。このタンパク質が体を構成しています。

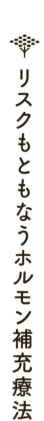

この細胞の中での営みはひとつの細胞の中で加速したり、抑制されたり、変化が生じています。この多様な変化は、となりの細胞にも影響がおよび、強い変化が生じています。その変化は、またとなりの細胞へ、さらにとなりの細胞へと複雑にからみ、思いもよらない結果にむすびつきます。これはブラックボックスの中のできごとで、人の目にはふれにくく予想ができないものです。

更年期の治療は、西洋医学では減少した女性ホルモンを人工的に増やすホルモン補充療法（HRT）が行われています。問題は女性ホルモンの成分がステロイドの骨組みをもつため、細胞の核にまで入りこめることです。この単一成分によるねらい撃ちは、うまくいけば根本的な解決になるのですが、細胞間の作用によって思いもよらない結果が生じることがあるのです。

たとえばそれは、ホルモンの補充によっておこる乳がんや子宮体がんなどの病気の発生です。ほかに体重の増加や、肝臓のはたらきの低下もおこることがあります。以前は女性ホルモンを補うと心臓病の予防になると考えられていましたが、近頃逆の意見も聞かれるようになりました。これらは更年期の症状を治そうと、女性ホルモンを体の細胞の奥にまで入りこませた結果、余計な反応がおこってしまったものといえます。

婦人科では、使える女性ホルモンの種類を増やし、量の調整や投与の方法も工夫しているため、以前ほど心配はないことを報告しています。しかし治療を受ける側の心理としては不安も残ることでしょう。

細胞の中心にはたらきかける治療は、川の上流から問題を放つことと同じです。上流で作用すれば、川の下流では大きな問題に発展してしまいます。

体を構成する細胞と細胞間の相互作用

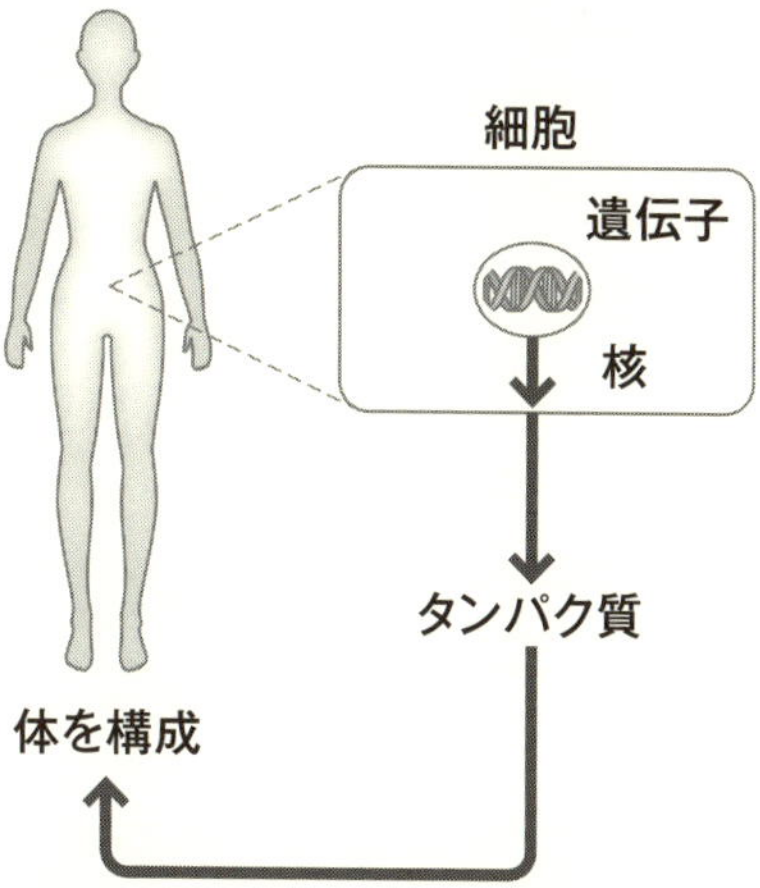

細胞間の相互作用はまるでブラックボックス

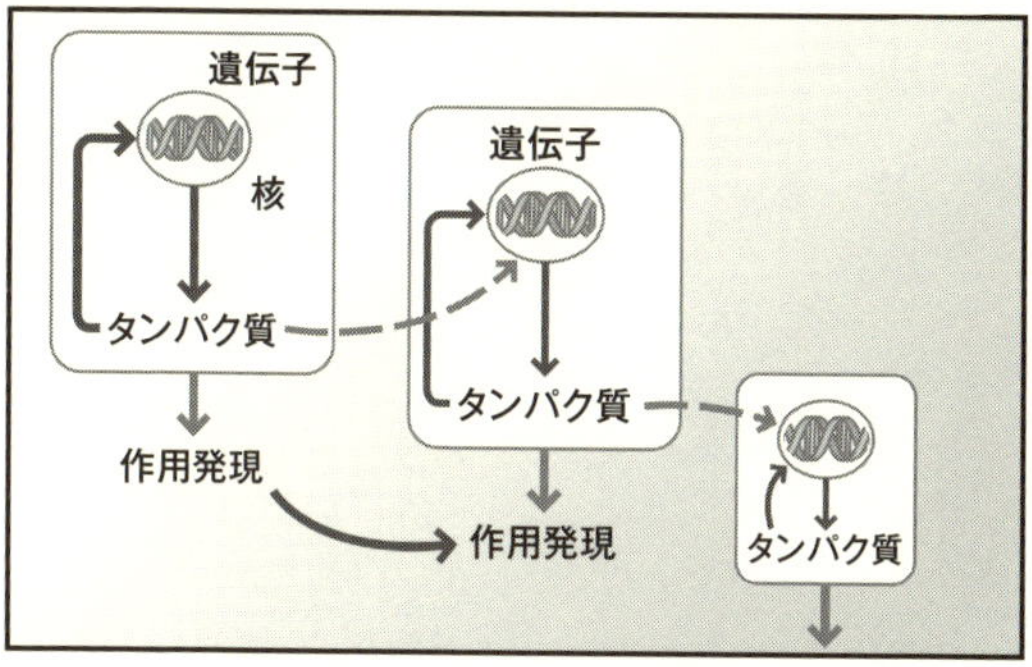

細胞の中での営みは、加速したり抑制されたり、絶えず変化しています。その変化はとなりの細胞、またとなりの細胞にと、影響をおよぼします。

更年期障害に漢方をすすめる理由

更年期という年齢を考えると、本来女性ホルモンは減ってしかるべきであり、それにまつわる反応も適応現象のひとつです。そのため治療といっても女性ホルモンを与え続けることの弊害、体をあるべき方向にみちびいていないという可能性については、いつも考えておかなければなりません。

そこで東洋医学の登場です。漢方薬には複数の生薬が含まれ、その生薬にはたくさんの成分が含まれています。生薬の成分は、それぞれ特徴あるはたらきをしていますが、効能は生薬の内で競合し合っています。そしてこのような生薬がいくつもさらにつらなって、全体として調和の保たれたお薬として体に作用します。おかげで、単一の成分で構成される西洋薬よりも暴走しにくくなっているのです。

更年期障害の場合、お薬はするどく効けばよいのではなく、めだった副作用がなく、おだやかでも症状を寛解させてくれるものが理想的といえます。漢方は、川の中〜下流で待ち受けて、更年期の複雑にゆがんだ変化を補正してくれる、そんなイメージです（70ページ図）。西洋ではあまり認識されていない漢方薬ですが、これを選べるということは、更年期世代の日本人女性にとって大きなメリットといえるでしょう。

最近「ココロとカラダにとって心地よいものを取り入れましょう」というロハス（LOHAS）の考え方がはやっていますが、漢方はまさにそのスタイルを実践しています。お薬はおもに植物の「草根木皮《そうこんもくひ》」を材料としていますが、古い時代からくり返し使われた結果、害のあるものが除かれ、安全にもちいられるように工夫されてきました。

更年期の体や精神のゆがみは、からまったひもの束です。加齢変化をそのまま受け入れて、不愉快な症状は大自然の恵みによってほぐす、そんな「ロハスな漢方」には魅力がいっぱいです。

お薬の作用部位

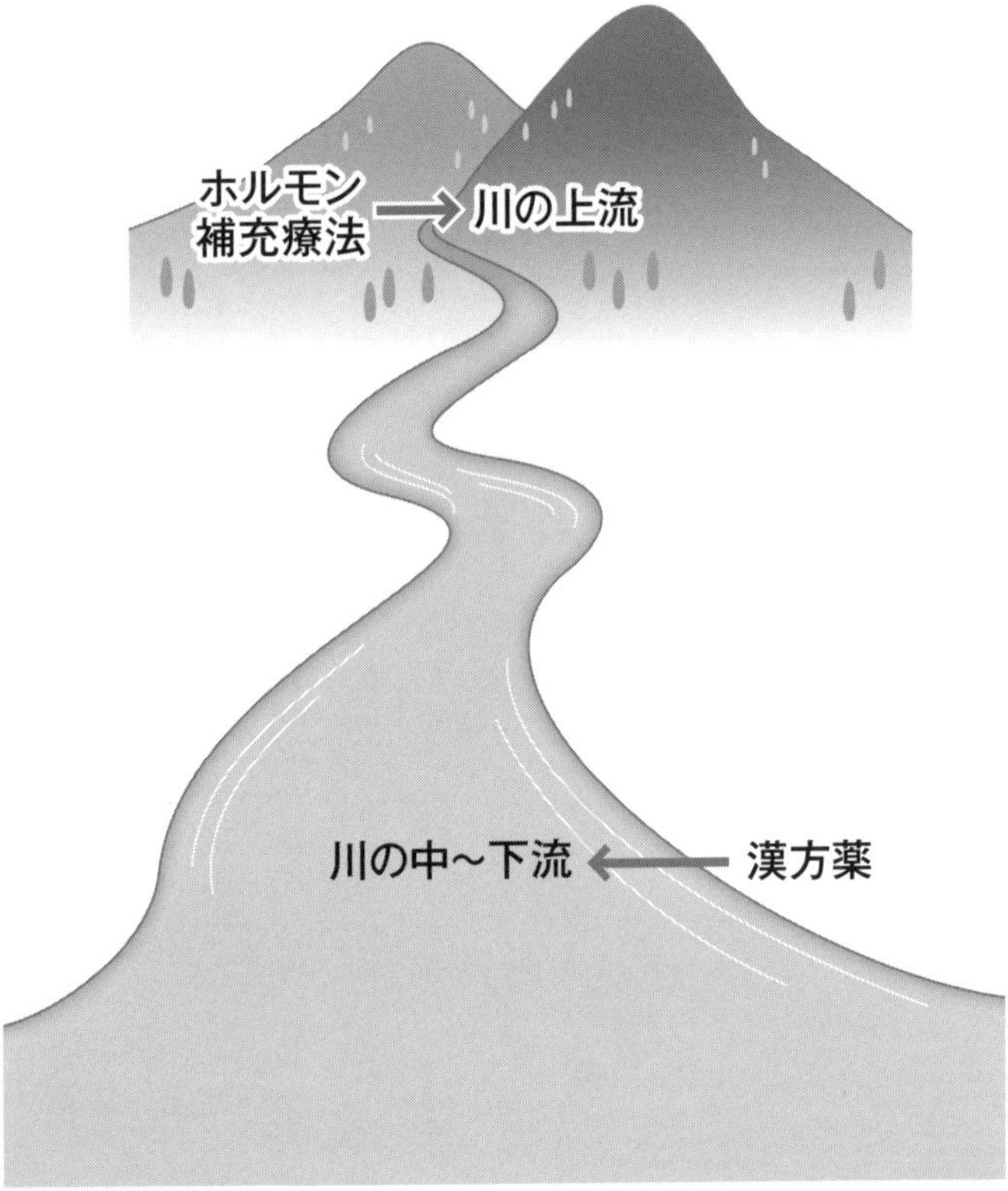

西洋医学のホルモン補充療法は、川の上流にはたらきかける治療です。一方、漢方薬は川の中～下流で待ち受けて、ゆがみを補正する治療です。

漢方では更年期の「血」「気」をいっしょに治療する

更年期はホルモンのバランスが乱れた状態です。月経周期や月経血の量もバラバラになり、不正出血などもおこります。この年齢になると誰にでも、大なり小なり同じことがおこるものですが、これが生活に支障をきたすようになると問題です。これは強く「血」がゆがんだ状態であり、お血そのものです。そのため女性更年期ではまず「血」を主体に治療します。

しかしこのゆがみがひどくなると「気」の乱れもともないます。「気」は「血」を全身にめぐらせる血管や自律神経のはたらきのことなので当然かもしれません。漢方では「気血」をいっしょに考えて治療を行います。

ちなみに男性の更年期では「気」のゆがみが目立つため、まずはこれを主体に治療します。しかしなかなか緩和できないと、「血」のゆがみをともなうとみなされるため、これに配慮します。

さて漢方でいう人体の調和とは、「肝《かん》、心《しん》、脾《ひ》、肺《はい》、腎《じん》」の五つの臓器の上に「気、血、水」がととのっていることです。五臓のうち、「肝」は精神面、「腎」は体にそなわる元気エネルギーを反映しています。更年期の年代のころは、ストレスを受けやすく、まず「肝」のはたらきが低下します。するとくよくよ、イライラ、気の落ち込みなどの感情の起伏《きふく》が激しくなります。肝は「気血」の流れを管理する臓器とされ、情緒や精神活動の中心です。そのため「お血」は肝を高ぶらせて、「気の異常」をうみだします。これを「肝気うっ結」といいます。これには生薬の柴胡《さいこ》が効くことが知られているので、治療には駆お血剤に柴胡剤を併用します。

また腎は、加齢とともに生命力（元気エネルギー）を損ないやすく、これを「腎気の衰え」「腎虚《じんきょ》」といいます。このとき血行障害をともなうことが多いため、駆お血剤のなかでも四物湯類《しもつとうるい》を主体にして、腎力《じんりょく》を補う補腎剤《ほじんざい》を併用します。

続いて胃腸「脾」のはたらきも衰えてきます。「以前と同じ量を食べていると太りやすい」「食べ過ぎた翌日は、胃がもたれてしまう」などはよく聞かれることばです。これには参耆剤《じんぎざい》を併用します。なお、これらのお薬については後述することにします。

「お血」の考え方を「血管・血液」と重ね合わせて

さて、「血」とはどこに存在するのでしょうか。人体の構造を知る現代の私たちは、「血」というと血管や血液をイメージします。

血管には動脈と静脈があります。動脈は心臓から流れ出る血管であり、高い血圧によって激流となって全身をめぐります。一方静脈は、全身の臓器から大河のようにゆっくり心臓に戻る血管です。特別に胃腸から肝臓をぬけて心臓に戻る血管もあり、これを門脈といいますが、これも静脈の一部です。動脈と静脈の間は毛細血管がつなぎます（75ページ図）。「お血」のうち、動脈で血液の流れが悪くなることを血行障害といいます。これを「血虚《けっきょ》」と表現することもあります。

一方静脈内で血液がよどみ、うっ滞する様子をうっ血といいます。また静脈の中で血液がどんより凝り固まる様子を、凝血・血腫といいます。この「お血」はきわめて頑固な病態です。毛細血管の中では、双方の病態がおこります。

動脈系（1）血行障害　血液の流れが悪くなる状態
静脈系（2）うっ血　血液がよどみ、うっ滞する状態（流体）
（3）凝血・血腫　血液が凝り固まる状態（固体）

しかし解剖学のなかった古い時代の東洋医学では、もう少しばくぜんと「血」を考えていました。「血」は単独ではたらきをもたず、経脈絡《けいみゃくらく》の上を「気」といっしょにめぐっているものと考えています。

「血」は充血すると、うっ血と凝血を作ります（2）（3）。そして熱をもち水分をうしなうと乾燥してきます。これを「血熱《けつねつ》」「血燥《けつそう》」といいます。やがて「気」の逆上をともなって、のぼせ、ほてり、動悸、イライラが生じます。これが陽証《ようしょう》の「お血」です。

一方時間がたつとそのような強い病態にも勢いがなくなり、血行障害や貧血がはじまります。そして「血」は熱をうしない冷めてしまいます。これを「血寒《けっかん》」といいます。これが陰証のお血「血虚《けっきょ》」（1）で、お血に冷え症がともなう理由のひとつです。

人体の血液の流れ

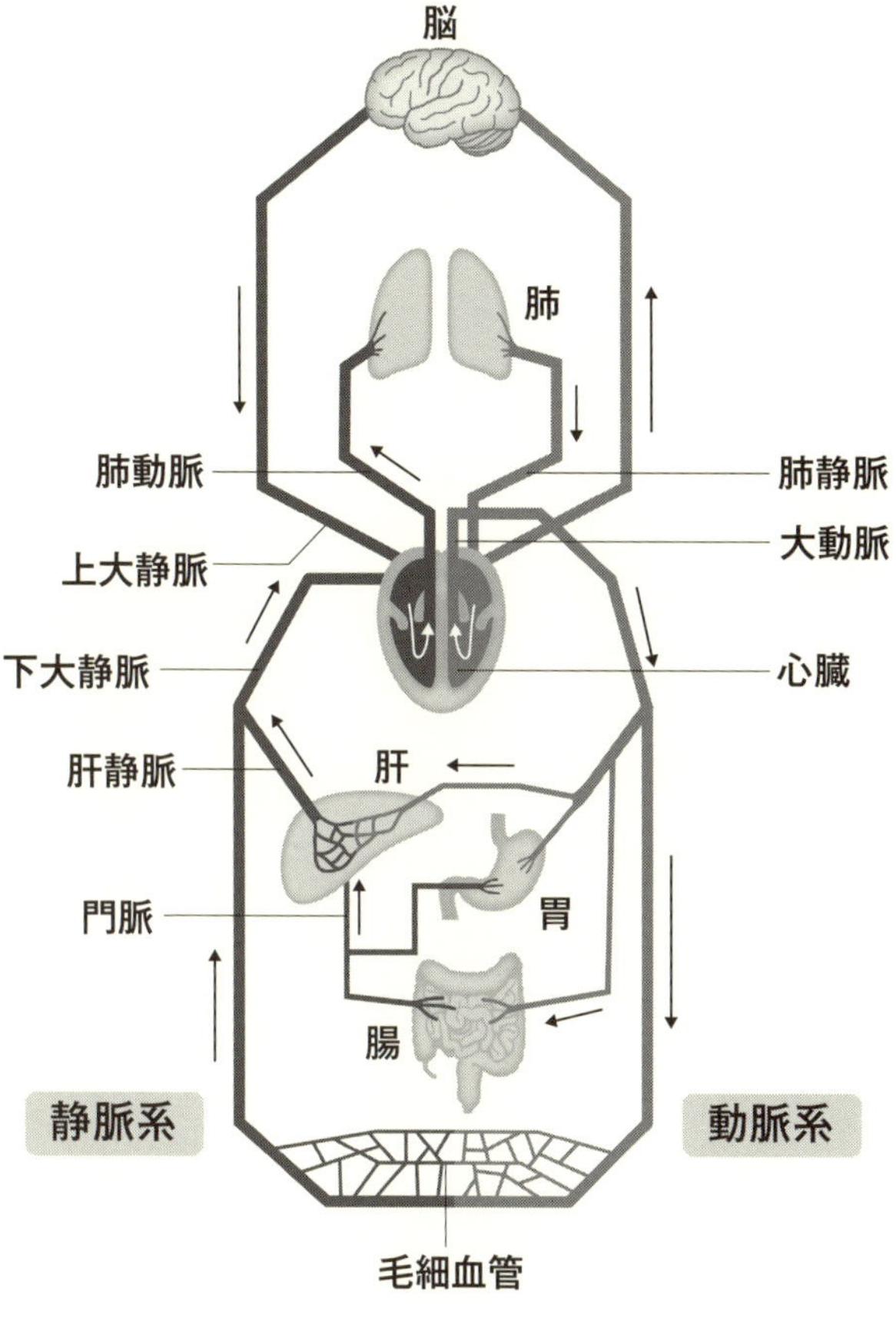

東洋医学的なお血を考えるとき、現代医学の血管の分布とはかみ合わないこともあるので、古い考え方を重ねて考慮します。

「血」のゆがみをととのえる

「お血」は「血」のゆがんだ現象です。お血の治療には3つの方法があります。血の滞《とどこお》り具合によって、どのように対処するか判断します（77ページ図）。

（1）弱いお血（血虚）　動脈系の血行障害に対し、血管を広げ循環を改善する方法
（2）強いお血　静脈系のうっ滞した血液を取り除く方法
（3）もっと強いお血　凝り固まるほど頑固な血腫・凝血を、分解して吸収する方法

（1）を中国では「活血《かっけつ》」作用と表現します。この作用のある生薬は当帰《とうき》、川芎《せんきゅう》、芍薬《しゃくやく》、延胡索《えんごさく》、葛根《かっこん》などです。これは不足の血液を補う、足し算のための生薬です。

3つのお血と駆お血作用

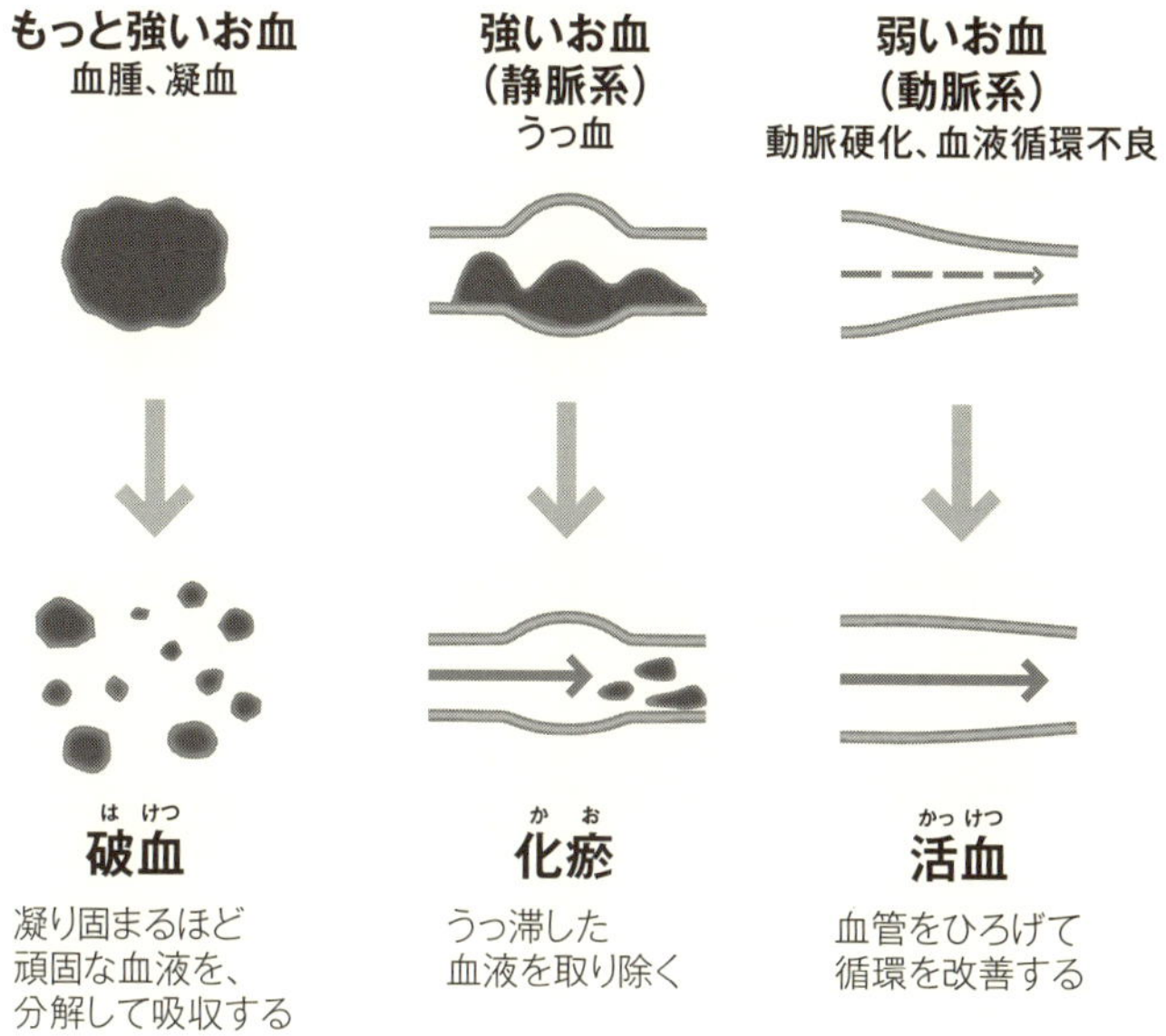

お血の治療は3つの方法があります。

（２）を中国では「化瘀《かお》」といいます。生薬には、牡丹皮《ぼたんぴ》、芍薬《しゃくやく》、大黄《だいおう》、樸樕《ぼくそく》、益母草《やくもそう》、牛膝《ごしつ》、山査子《さんざし》があります。

また（３）を「破血《はけつ》」といいます。これは桃仁《とうにん》、紅花《こうか》、蘇木《そぼく》などがありますが、江戸時代には動物性の生薬も使われていました。（２）や（３）は体に不自然に余る血液を強力に取り除く、引き算の生薬といえます。

これらの足し算と引き算に用いる生薬は、全て混ぜて使えばもっともよさそうですが、実は足し算と引き算で相殺されて、かえって効果を失わせてしまいます。そのため体の状態に応じて選びだし、量を調整しながら使い分けます。

「お血」を強力に改善させるための治療

女性のお血はけっこう頑固です。その頑固な病態に対応するためのお薬を「駆お血剤《くけつざい》」といいます。冒頭で述べたように基本的なお薬として、桃核承気湯《とうかくじょうきとう》、桂枝茯苓丸《けいしぶくりょうがん》、加味逍遥散《かみしょうようさん》、当帰芍薬散《とうきしゃくやくさん》などがあります。

お血には、ほてりのような熱性のものと、冷え症のような寒性のものがあります。「熱お血（血熱）」には体を冷ます作用のお薬、「冷えお血（血寒）」には体を温める作用のお薬を使います。それぞれ体の体質によって使い分けます（80ページ図）。

これらのお薬の中身をみてみると、「血」に作用する生薬だけで構成されているわけではありません。血を動かす生薬を中心に、熱を冷ましたり、排便をうながしたり、体内の水をさばいたりなど、お血の病態を効率よく解消するためにいろいろな生薬が配合されています（82ページ図）。たとえば、加味逍遥散には、「血」の生薬として牡丹皮《ぼたんぴ》と当帰《とうき》が用いられていますが、「気」の生薬に柴胡《さいこ》、山梔子《さんしし》、薄荷《はっか》が、「水」の生薬に朮《じゅつ》、茯苓《ぶくりょう》が、「補益《ほえき》」のために甘草《かんぞう》、生姜《しょうきょう》がつけ加えられ、お薬全体の力があがるように工夫されています。

しかしもっとしっかり治療を行いたいときは、別のお薬を足し合わせます。症状が派手な陽証の病態には、駆お血剤を中心に興奮を冷ます「瀉心湯《しゃしんとう》類」、精神や自律神経を調整する「柴胡《さいこ》剤」、大黄《だいおう》が配合されて排便をうながす「大黄《だいおう》剤」、熱冷ましの「清熱《せいねつ》剤」などです。これらは駆お血剤の力をサポートするための併用薬になります（82ページ図）。それぞれのお薬には中心となる生薬があります。（83ページ表）。

駆お血剤の「熱」と「寒」

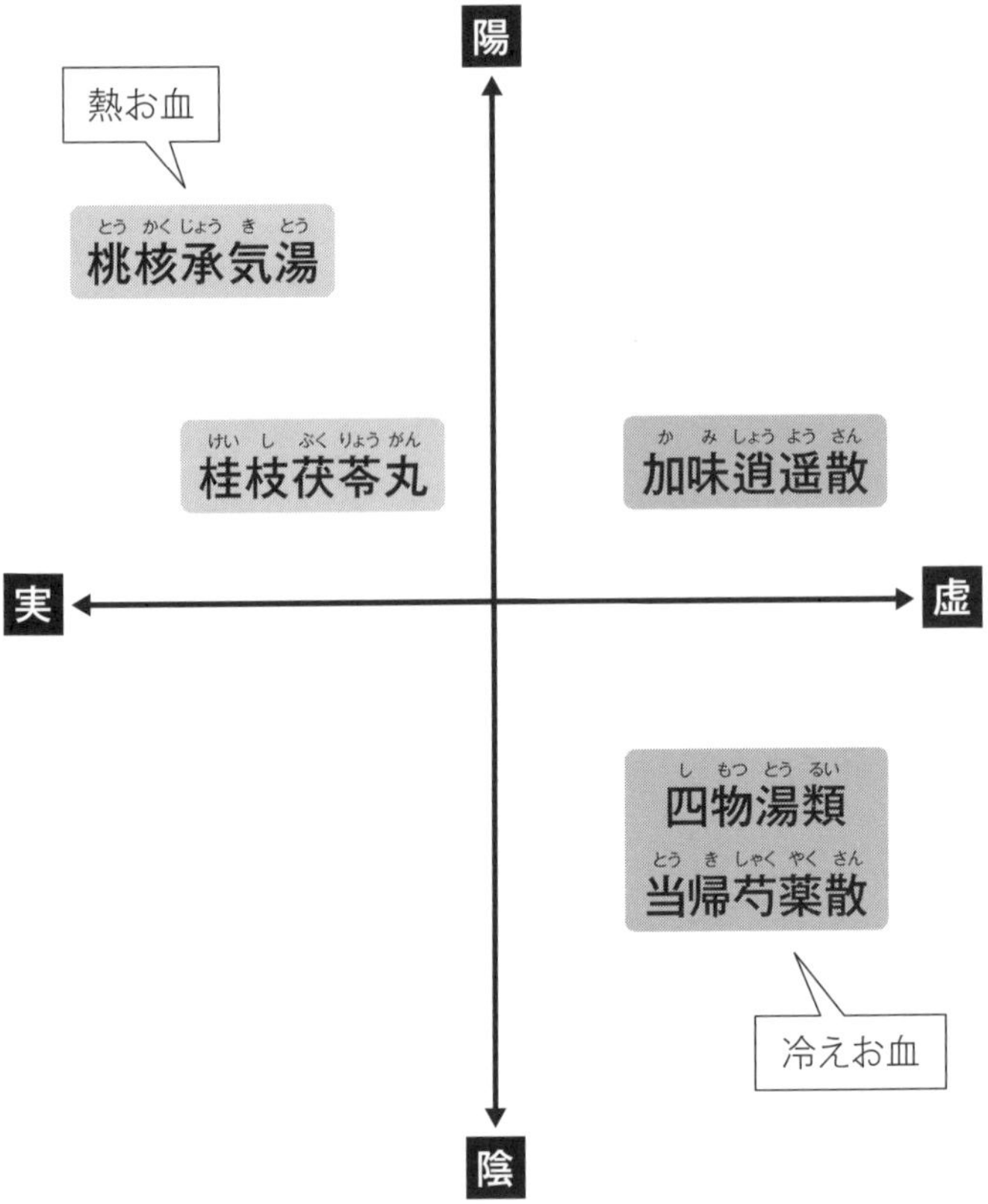

駆お血剤は、強いお血（熱お血：陽実証）の方にもちいるお薬と、弱いお血（冷えお血：陰虚証）の方にもちいるお薬に分けられます。

また症状のおとなしい陰証には、駆お血剤の中でも四物湯類を中心としたお薬をもちいます。これに加齢によって低下した元気を取りもどす「補腎剤《ほじん》」や、体力を回復させる「参耆剤《じんぎ》」を併用します（85ページ図）。またそれぞれにはプラスアルファで、そっとサポートする生薬があります。これらを駆お血剤のグループとして、体質に合わせ使い分けます（86ページ図）。

駆お血剤を構成する生薬

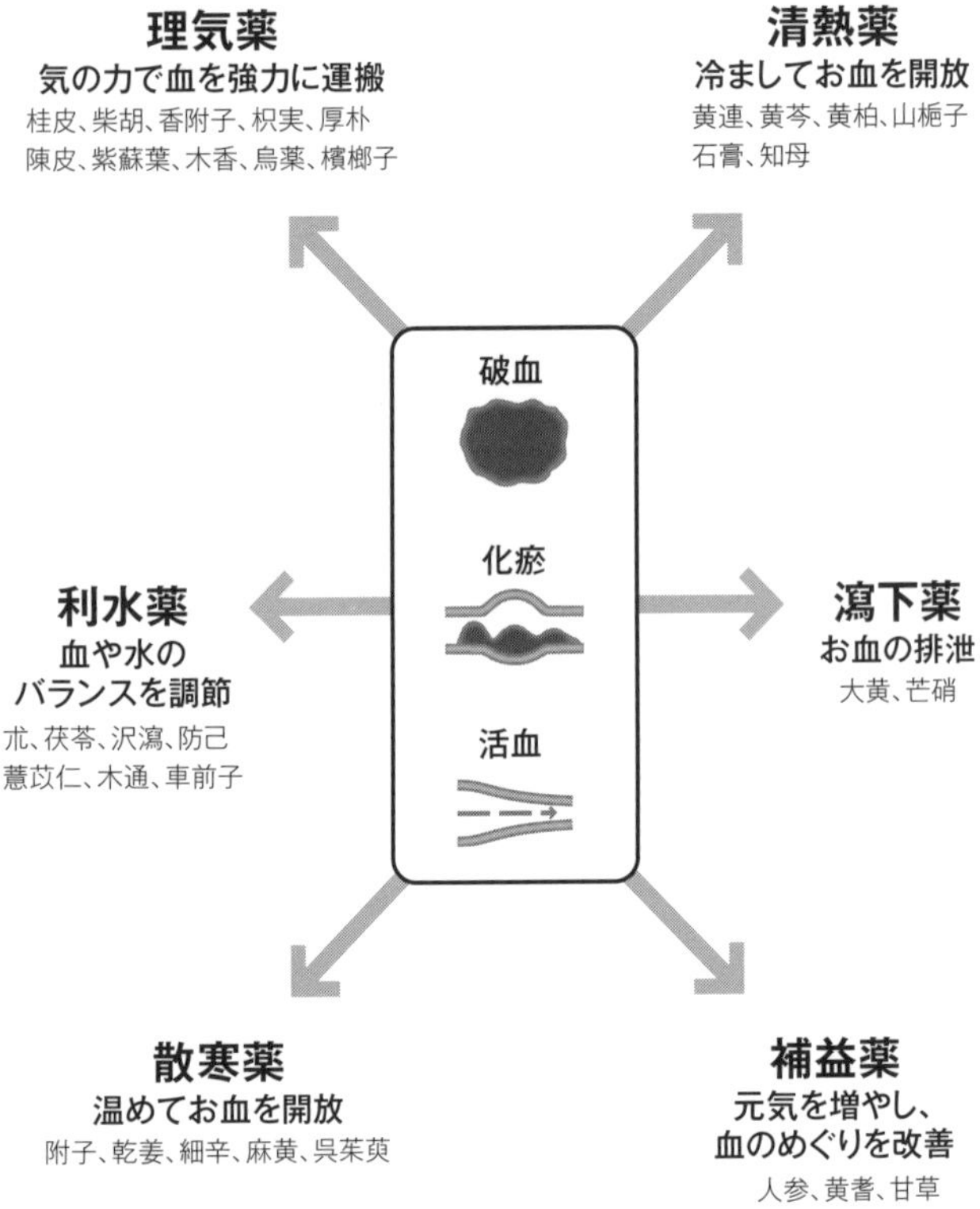

駆お血剤は「血」に作用する生薬を中心に、いろいろな作用の生薬が組み合わされて構成されています。

駆お血剤をサポートするお薬

種類	中心の生薬	代表的な漢方薬
瀉心湯類	黄連、黄芩	三黄瀉心湯、黄連解毒湯 半夏瀉心湯、附子瀉心湯
大黄剤	大黄	大承気湯、桃核承気湯 大黄甘草附子湯、大黄牡丹皮湯
柴胡剤	柴胡	小柴胡湯、大柴胡湯、加味逍遥散 抑肝散、柴胡桂枝乾姜湯
清熱剤	石膏	白虎湯、白虎加黄連湯 白虎加人参湯、白虎加桂枝湯
補腎剤	地黄	八味地黄丸、牛車腎気丸
参耆剤	人参、黄耆	人参湯、四君子湯、六君子湯 補中益気湯、十全大補湯 帰脾湯、清心蓮子飲
温補剤	乾姜、附子	大建中湯、真武湯、四逆湯 麻黄附子細辛湯

駆お血剤の力をあげるための併用薬 1 （陽証）

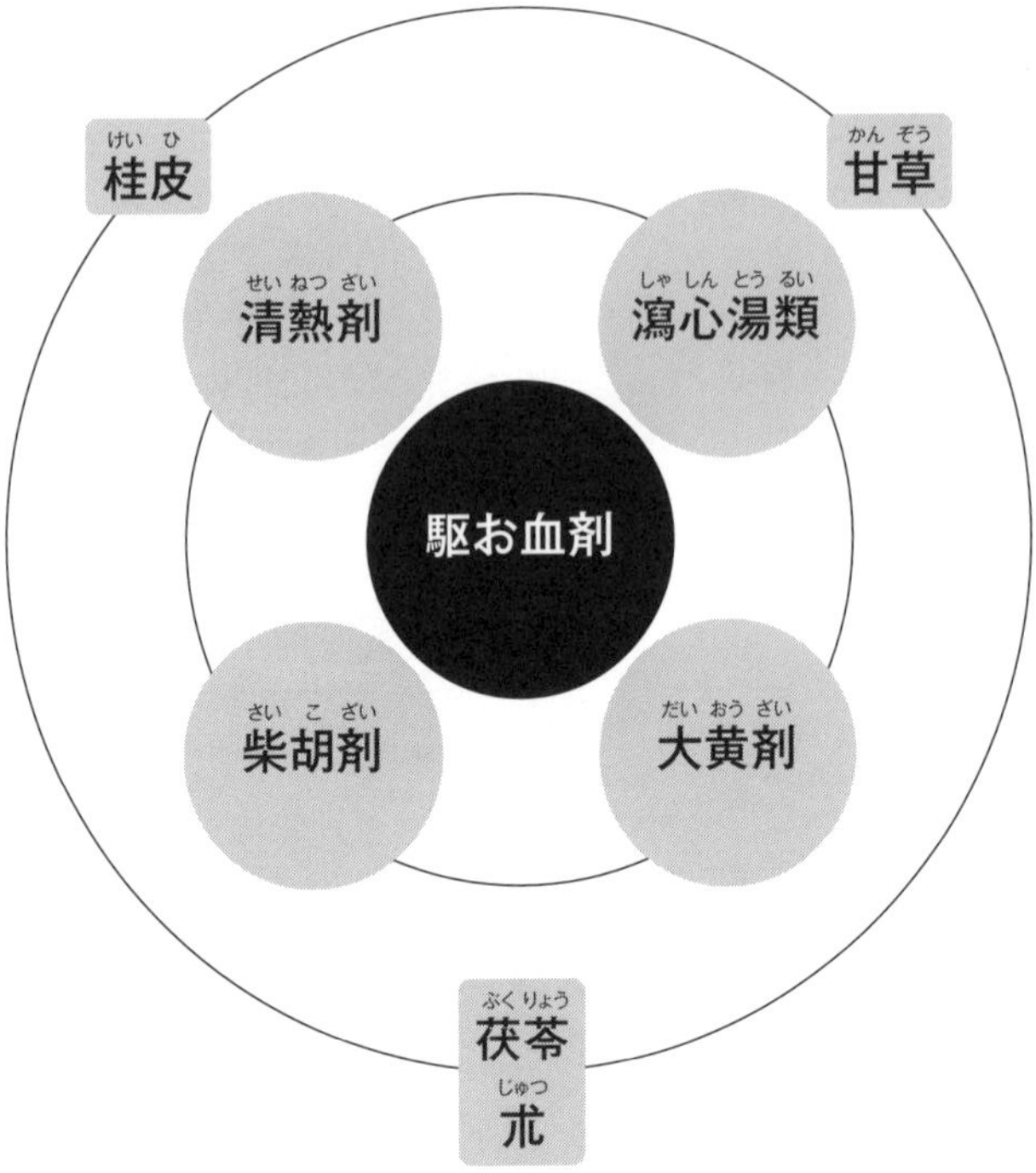

症状の派手な陽証のお血を治療するお薬。

駆お血剤の力をあげるための併用薬2（陰証）

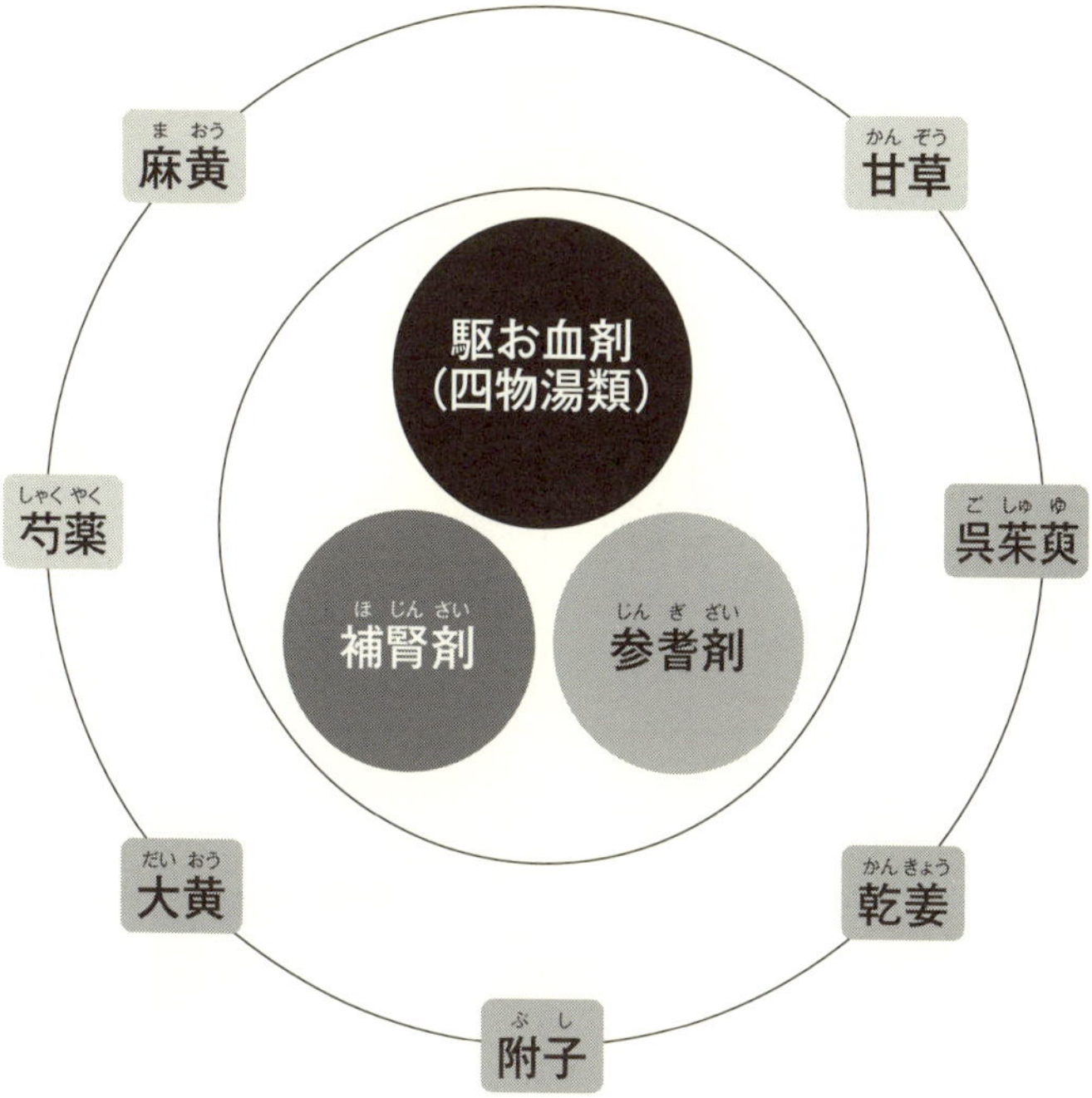

症状の静まりかえった陰証のお血を治療するお薬。

体力によって使い分ける「駆お血剤」のグループ

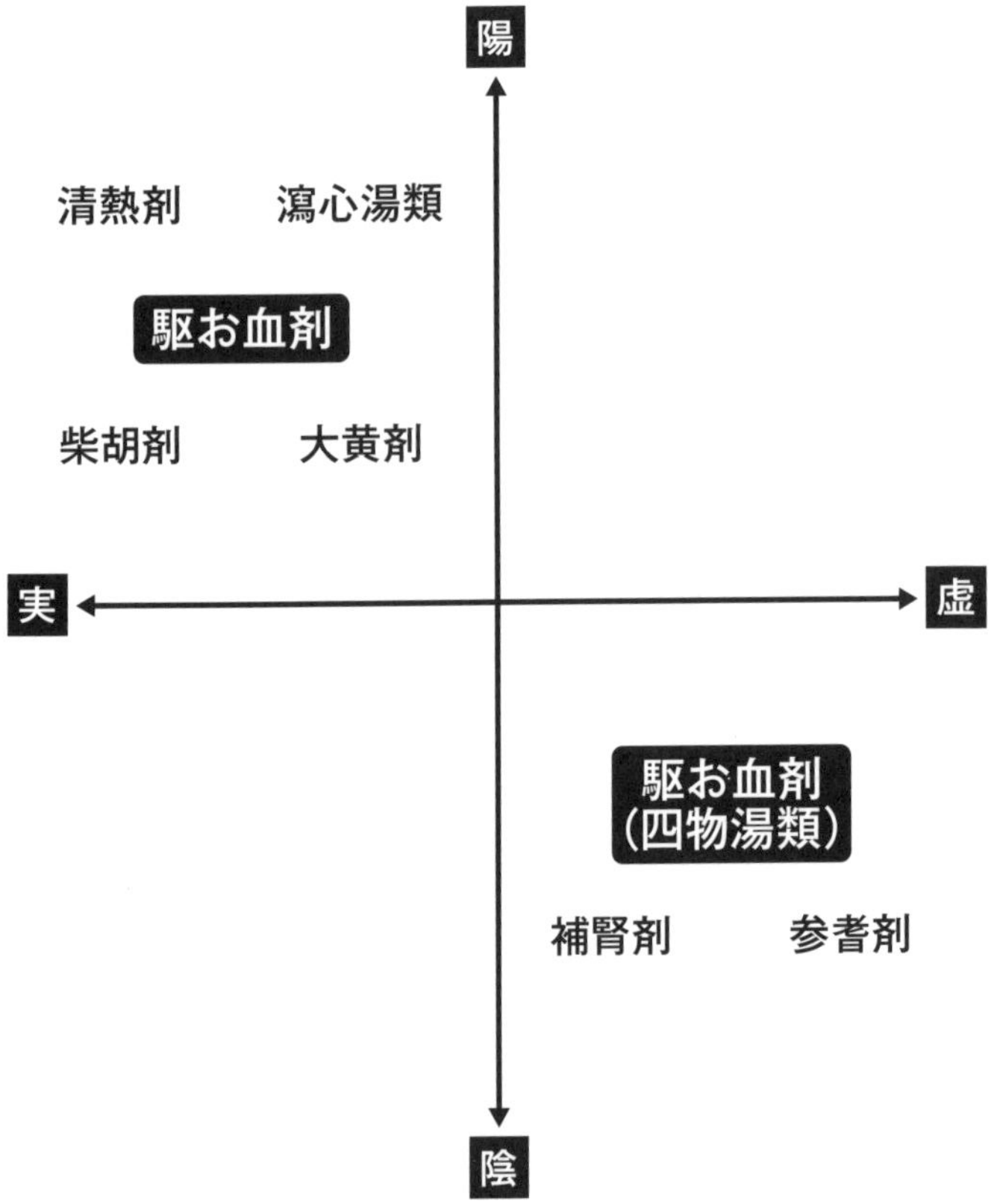

派手な症状が出る陽証と、静かな症状の陰証

お血を強力に治療するためには、今どのような病態にあるのかを判断することが大切です。とくに症状が陽証であるのか、陰証であるのか、この判断によってお薬の方向性が変わってしまうからです。

陽証というのは、症状が派手に出てくる状態であり、たとえば動悸、イライラ、ほてり、発汗、めまいなどです。逆に陰証とは、とても静まりかえった状態で、これは、うつ状態、だるさ、食欲不振などです。

陽証では、ホルモンや自律神経によって、体が大きく揺さぶられた過剰のゆがみであり、「お血」「気の逆上」などが関係します。一方陰証ではそれらのはたらきが低下した不足のゆがみであり、「お血（血虚）」「気虚」「気うつ」などが関係します。

この陽証と陰証のあらわれ方は、西洋医学でもいろいろ論議されています。自律神経には、体を動かす交感神経と静める副交感神経がありますが、更年期のステージによって優

位になる神経が一転すると考えられています。

しかし治療の現場では、その変化の法則もなかなかあてはまりません。つまり次々と陽証が表れる方、陰証ばかりが表れる方、陽証と陰証が交互に表れる方などゆがみ方はバラバラで、個人差があります。これらの治療は、前に述べた駆お血剤のグループを用います。

また陽証と陰証が同時に存在している場合もあります。これを「陰陽錯雑《いんようさくざつ》の証」といいます（89ページ図）。陰と陽とは、半分ずつの場合もあれば、偏りがある場合もあります。

このような場合、西洋医学では症状ごとに薬が増えてしまいますが、漢方では、ひとつのお薬で対処することができます。たとえば、体を冷ます黄連解毒湯《おうれんげどくとう》と温める四物湯《しもつとう》を含む温清飲《うんせいいん》や、冷と温の生薬がバランスよく中に含まれている半夏瀉心湯《はんげしゃしんとう》に附子《ぶし》が足された附《ぶ》子瀉心湯《ししゃしんとう》などがそれです。

陽証と陰証の表れ方

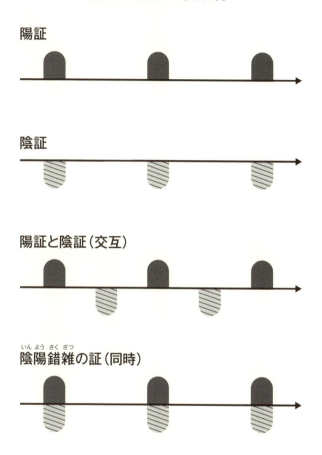

陽証

陰証

陽証と陰証（交互）

陰《いん》陽《よう》錯《さく》雑《ざつ》の証（同時）

陽証と陰証が別々に表れる場合以外に、交互に表れる場合や同時に表れる場合があります。

漢方でゆがみを診察する方法

それらのゆがみは、足し算と引き算の治療で補正します。つまり足りないものは補い、過剰なものは間引き、ちょうどよい状態つまり「中庸」にします。それが漢方治療の目的です。しかし実際どのようにしてゆがみを判断しているのでしょうか。

実は漢方には独特な診断法があります。それが手の脈を診る「脈診《みゃくしん》」、舌を診る「舌診《ぜっしん》」、お腹の状態を診る「腹診《ふくしん》」です。この診断方法を用いて、患者さんの体の状態を診ています。

いまでこそ医学が進歩して、さまざまな診断技術や検査機器が開発されましたが、それらはすべて西洋医学の発想で生まれたものです。それらのない古い時代は、体におきる変化はすべて、人間の五感を使って判断していました。脈診、舌診、腹診は、五感を使った診断法です。

西洋医学の立場からみると、「それでいったい何がわかるの?」という話になるのかもしれません。しかし漢方医学では、西洋医学のように病名をつけることに主眼を置いていません。体の中のゆがみを判断しているだけです。その診断法は、まさに体から発する声を聞いています。そしてそのゆがみに対して、お薬が用意されているのです。

「検査の結果がすべて」と、人を診ることを忘れがちな西洋医学全盛の現代において、むしろ重宝すべき医療の基本姿勢といえるでしょう。

脈を診る

両手首の脈に触れ、脈のうつ力強さをみて健康状態を診断します。体調を崩したときの脈は、極端に強い場合と弱い場合があります。

脈が強い場合は、皮膚を押しあげるような強さがあります。この場合は、病因に対して体が強く抵抗していることを示しています。また発症がごく最近であったり、熱が出ていることを示します。

逆に脈が弱い場合は、病因に対して抵抗力が弱いことがわかります。それは不足のゆがみであり、貧血や脱水のように「血」「水」が不足していたり、元気や熱が足りない慢性病であることを示します。

舌を診る

舌でも、体調がわかります。舌は色、形、大きさ、苔の様子で判断します。色とは、舌の赤みのことですが、「血」の過不足が判断できます。紫色のときは「血」がとどこおったお血です。一方赤味をうしなっているときは貧血気味の血虚です。これもお血のひとつです。

形や大きさは、「水」がたまっている水毒のときは、舌の縁が歯型でデコボコしています。また舌全体がボテッと大きくなることもあります。

また舌についている苔も大切な情報で、色や厚みで病気のありかを予想します。毎朝起きると、舌ブラシで舌を磨く方がいます。美容と衛生上はよいことですが、舌から体調や体質もわかるので、磨く前に鏡でチェックしてみてください。

お腹を診る

お腹にはたくさんの情報があります。腹診《ふくしん》は、日本独自の伝統的手法で江戸時代に発展しました。ですから中医学では取り入れられていません。

腹診では、**体内から皮膚やお腹に伝わる反射**をみています。そのために自然な姿勢でお腹をみるほうがよく、患者さんには**両足をまっすぐ伸ばし**、あおむけに寝てもらいます。一方西洋医学でもお腹を診察しますが、これは**内臓の様子**をみています。体の表面から内臓をみるために、**膝を立てて**寝てもらいます。こうするとお腹の筋肉がゆるみ、ちょうどよくなるのです。

漢方では下腹部で血のめぐりの様子をみたり、お腹の力強さ、胃腸のガスや水分をみています。太っている、やせているといった見た目より、問診ではわからない体質がわかることが大切です。もちろん薬の効果も判定しています。

診察にワンピースやボディスーツ、着物などでおこしになる方がいますが、そのような理由で漢方の診察には簡単にお腹を出せるような服装が望ましいといえます。

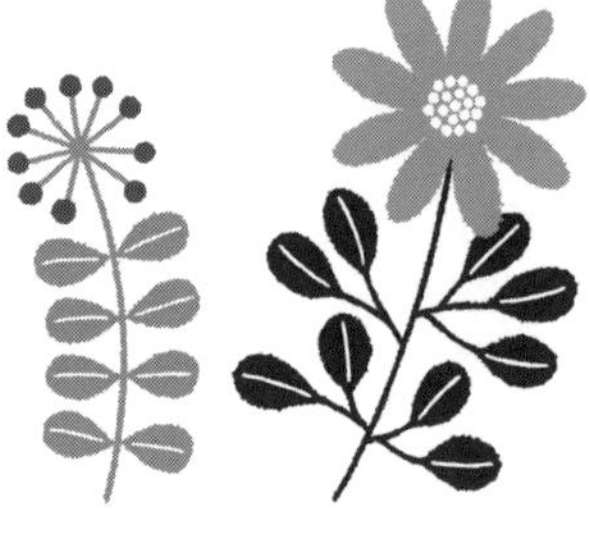

第3章

つらい症状が、
漢方薬ですっきり改善

のぼせ、ほてり（ホットフラッシュ）

CASE.1

突然血圧があがってしまいます —— のぼせ、血圧上昇

⬇ 加味逍遥散《かみしょうようさん》エキス

「5年前に健康診断を受けたときから、血圧が高いことを指摘されています。170／105だったのです。自宅で血圧を測ってもだいたい130／70なのに、病院で測るとあがってしまいます。1日の塩分の摂取量を計算してもらうと13gもあったため、これも多いといわれました。いまどきは6～7gぐらいが目安なのだそうです。塩分の過剰摂取に注意するようにいわれました。

生理は不規則になってきているので、たぶん更年期のせいかなと思っていました。血圧があがると、のぼせてしまいます。体中あれもこれも心配です……」

Bさん（53歳）のお話ではいつも血圧が高いわけではないのに突然あがってしまうそうです。それに血圧があがりはじめると顔がのぼせてしまうようです。このような場合、西洋医学では降圧薬がどんどん増えてしまいますが、それだけで症状は改善しません。

閉経は49歳であり、おそらく閉経後の高血圧です。でものぼせもあるため、更年期症状もかかわっていそうです。つまり、急に血圧があがるのはホットフラッシュと考えられます。ホットフラッシュとは、自律神経に揺さぶられておこるのぼせやほてりのことをいいます。

特徴的なのは、Bさんのお話しでは「一度のぼせると……」からはじまり、こちらの話をさえぎって「頭からおなか、そして足の先まで、それから、それから……」と続くことです。どうやら心配でならない様子です。気にしないようにしていても、毎日毎日、血圧が変化するたびにのぼせるわけですから、たしかにお気のどくです。

そこでBさんには、加味逍遥散《かみしょうようさん》から処方しました。このような心配がつきない方の、高血圧やホットフラッシュにはこのお薬が最適です。「お血《けつ》」を改善させるお薬を駆《く》お血剤《けつざい》といいますが、これもそのお薬のひとつです。

更年期になると、社会の中でのストレスも重なって血圧も不安定になりがちです。そこで診察では採血を行ってみるのですが、糖尿病やコレステロールなど問題のない方もいます。西洋医学ではそのような方は全て高血圧症と診断されてしまいますが、本当にそれでよいのか迷うときもあります。もしかしたら動脈硬化因子の少ない突発的な高血圧は、ホットフラッシュのひとつなのかもしれません。

お話をよくうかがってみると、自身の体のことや職場や家庭のことで、たくさん悩み、こころが押しつぶされそうになっていました。お腹にはお血のサインと胸脇苦満《きょうきょうくまん》（両胸の下方が突《つ》っ張《ぱ》る）ストレスサインが出ていました。そこで思いつくのは加味逍遥散です。**これは根底に強い不安があり、そこからおこる症状をまとめて治してしまう使い勝手のよいお薬**です。Bさんにしばらく飲んでいただいたところ、まずは精神面が落ち着き、血圧ものぼせもよくなってきました。そのため、それ以降ずっと飲んでいただいています。もちろん普段から塩分の調整にも注意を払ってもらっています。

たくさんの生薬を組み合わせてこの薬を作った1000年前の医師の天才ぶりに、頭が下がります。

CASE.2

足は冷えるのに、顔は熱くてたまりません ―― のぼせ、高血圧

⬇加味逍遥散《かみしょうようさん》エキス 合 黄連解毒湯《おうれんげどくとう》エキス

「以前から、足は冷たいのに顔のあたりがのぼせて熱くなります。気持ちが悪いので、別の内科で相談したところ、桂枝茯苓丸《けいしぶくりょうがん》エキスを処方されました。でも、あまり効果がありませんでした。

そんな中、健診で高血圧を指摘されました。そのため、血圧を下げる薬を飲んでいます。ふだんの血圧は110／70で高くないのですが、突然ポッとあがってしまうことがあります。血圧の上が180まであがると、みぞおちからドキドキがはじまります」

Fさん（45歳）の症状は、更年期にみられる「冷えのぼせ」です。おそらく、突然血圧があがったり動悸がおきるのも、のぼせと同様ホットフラッシュが原因です。ドキドキがあっても、心電図が変化しているとは限らず、せっかく病院を受診しても「気のせい」と帰されてしまうこともあります。

Fさんにはさきほどの Bさんと同じように加味逍遙散《かみしょうようさん》を処方しました。お腹にはもちろんお血と胸脇苦満《きょうきょうくまん》のストレスサインが出ていました。

しかしBさんよりも体力があるのでしょう。まだのぼせ症状が残っていました。そこで今度はみぞおちの症状を大切に考えて、黄連解毒湯《おうれんげどくとう》を組み合わせてみました。つまりFさんには「駆お血剤+瀉心湯類《しゃしんとうるい》」にしてみました。お薬に「合」という表現を使うのは、2つの漢方薬を足し合わせたときの表現です。

黄連解毒湯は瀉心湯《しゃしんとう》というグループのお薬で、**熱を冷ます作用が強く、のぼせや、血圧のあがりやすい方によくもちいます。基本は、みぞおちに症状をかかえる方**が最適です。黄連解毒湯は併用薬の役割なので、適宜量の調整ができますし、製薬メーカーによってはカプセル剤も用意されていることが便利なのです。

この2つのエキスで上の血圧が130~140ミリ程度に落ち着き、冷えのぼせやみぞおちの症状、そして突発的な血圧上昇がみんなよくなったそうです。「おかげさまで血圧の薬が不要になりました」と喜んでおられました。これでひとまず安心です。

瀉心湯類は黄連《おうれん》、黄芩《おうごん》を中心とするお薬で、頭や上半身の熱を冷ます作用があり、のぼせやめまい、不眠、耳鳴り、異常発汗、頭痛などを治します。「瀉《しゃ》」とは病気をのぞくという意味で、**みぞおちの膨満感やつかえ、食欲不振などの消化器症状を改善**します。また「心《しん》」とはこころのことであるため、「瀉心」はうっ積した気持ちを晴らすことも意味しています。つまり**不安、不眠などの強い精神症状をいっしょに治します。**

瀉心湯類にはほかに三黄瀉心湯《さんおうしゃしんとう》というお薬があります。これには排便をうながす大黄《だいおう》が含まれているため、熱やお血を下から体外に逃がすことができます。排便するとこころもすっきりするので、体調がよくなります。

また黄連解毒湯から発展し、駆お血作用のある生薬が付加されているお薬に女神散《にょしんさん》があります。これには「気」を安定させる生薬がたくさん含まれ、更年期の自律神経や、精神不安をととのえることができます。その昔、戦に向かう武士たちの異常に高ぶった興奮を落ち着かせるために作られたそうです。私は、黄連解毒湯《おうれんげどくとう》と加味逍遥散《かみしょうようさん》のいいところを合わせたお薬と理解しています。

またお薬の作用する部位を、頭からお腹の胃のあたりに移動させたものに半夏瀉心湯《はんげしゃしんとう》というお薬があります。胃腸はもともとストレスを感じやすいので、つかえた感じがすると急に食欲が低下し、心配が増えますが、そのような気持ちを胃腸症状とともに晴らすことができます。もし吐き気が強いようであれば「生姜《しょうきょう》」を、下痢が強いようであれば「甘《かん》草《ぞう》」を足してもちいます。甘草には精神安定作用も期待できます。

瀉心湯類は、比較的体力のある熱証の方向けのお薬ですが、冷え症のある方には「附《ぶ》子《し》」をまぜた附《ぶ》子《し》瀉《しゃ》心《しん》湯《とう》というお薬があります。体の熱と精神を晴らしながら、一方で冷めすぎることのないよう工夫されています。

瀉心湯《しゃしんとう》類の発展処方

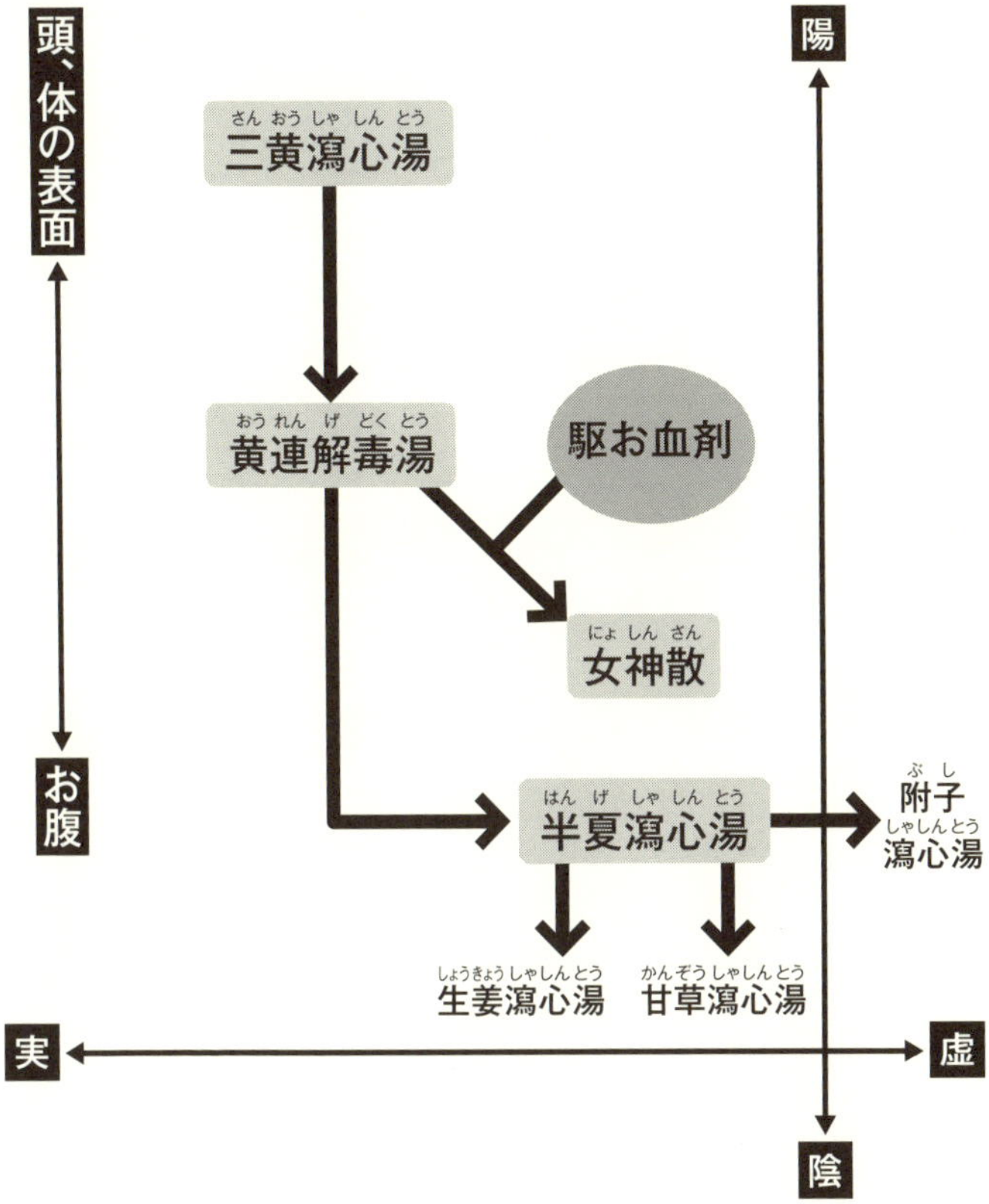

CASE.3 顔がほてり、胃も気持ち悪い ―― のぼせ、胃の症状

⬇加味逍遥散《かみしょうようさん》エキス 合 半夏瀉心湯《はんげしゃしんとう》エキス

「閉経は51歳でした。そのころから顔のほてりを感じています。また最近いつも胃のあたりに気持ち悪さを感じます。大きな病院で、胃カメラ検査を受けてみましたが、慢性胃炎といわれました。胃にピロリ菌がいるせいだといわれ、これを退治する治療をすすめられました。除菌の治療はうまくいき、主治医の先生から『よかったですね。これでもうあなたは胃がんになりませんよ』といわれました。でも胃の症状はまだ残っているのです。本当にその治療でよかったのでしょうか」

Jさん（56歳）は、顔のほてりとホットフラッシュ、お腹の症状が悩みでした。症状が上半身だけでしたら、先ほどのFさんのように、加味逍遥散《かみしょうようさん》のような駆お血剤と黄連解毒湯《おうれんげどくとう》のような瀉心湯《しゃしんとう》でよいのですが、Jさんの場合、お腹の症状がめだっていましたので、半夏瀉心湯《はんげしゃしんとう》を処方しました。これは黄連解毒湯《おうれんげどくとう》と同じ瀉心湯のグループのお薬ですが、黄

連解毒湯が顔や上半身の症状を優先して処方するのに対し、半夏瀉心湯は**胃のあたりの症状を意識して**処方します。胃のあたりが不愉快ですと「もしかしたら胃にわるいものでもあるのかしら」と心配になることがあります。胃カメラもいいのですが、ピロリ菌の退治だけでは解決しないように思えます。

Jさんはゆっくりでしたが、「駆お血剤＋（お腹の）瀉心湯」の組み合わせは効果がありました。ホットフラッシュも胃の症状もあまり感じないそうです。途中で別のお薬の組み合わせに変えたこともあったのですが、やっぱりしっくりきませんでした。そのため、これをもう1年ちかく飲んでいただいています。

西洋医学では、胃というとすぐピロリ菌の話が出てきますが、もっとじっくり適応を考えたほうがよいと感じます。ピロリ菌の退治は意味があったのか、それとも的外れであったのか……Jさんと外来ではいつもその話をしています。

漢方ではあくまで症状（証）を改善させることに集中しています。Jさんの場合、症状とはホットフラッシュとお腹の不快感です。漢方エキスのように安価のお薬だけでよくなるようでしたら、これでよいと思います。

CASE.4

ひどく顔がほてり、胸まで苦しい ── 強いのぼせ、便秘

⬇加味逍遥散《かみしょうようさん》エキス 合 三黄瀉心湯《さんおうしゃしんとう》エキス〜桃核承気湯《とうかくじょうきとう》エキス

「3〜4年前より顔がひどく熱くなったり、寒くなったりします。かっと顔が熱くなると、もう胸まで苦しい感じがしてしまいます。以前別の病院で加味逍遥散《かみしょうようさん》エキスをもらったことがありましたが、効果がものたりない感じがしました。

生理はだんだん不規則になっています。生理がある月はよいのですが、こない月はつらさが増してしまいます」

Hさん（46歳）の症状はホットフラッシュです。生理でお血が解消されると心地よく生活できるのに、生理がこないとつらくなってしまうのは、強いお血のせいといえます。更年期の女性の中には、のぼせやイライラといった症状とともに、「ガスがたまりやすい」「お通じがない」といったお腹の不調を訴える方がいます。確かにお腹をみると下のほうが張り、どうやらしっかり便秘があるようです。

Hさんには、加味逍遙散《かみしょうようさん》エキスに三黄瀉心湯《さんおうしゃしんとう》を併用しました。これでも結構効果がありました。三黄瀉心湯は、黄連解毒湯《おうれんげどくとう》と同じ瀉心湯《しゃしんとう》ですが、大黄《だいおう》という排便を促す生薬が含まれ、**体の中の毒素を排便という形で下から逃がす効果**があります。つまりひどいお血の治療としての「駆お血剤＋瀉心湯＋大黄剤」の組み合わせです。

さてHさんのお腹を診察すると、お血のポイントが変化していることに気がつきました。左右の腹の、右側にお血ポイントをふれるときと、左側にふれるときがあるのです。生理があったりなかったり、毎月変化しているせいでしょうか。右側のお腹にポイントをふれるときは、先ほどの加味逍遙散をベースに組み合わせました。しかし、左側のお血をふれるときは、駆お血剤を桃核承気湯《とうかくじょうきとう》エキスに変えてみたこともあります。このようなときはたいてい、**それまで以上に顔から胸までの症状が表れ、気持ちもあくせくして大変です。**診察をしている私にもせわしなさが伝染してきそうです。

お腹のお血のポイントは、左右どちらでもふれることができるのですが、左側のほうがやや強いお血であることを意味します。とくに軽く手でお腹をこすっただけで違和感があれば桃核承気湯を考えます。切迫したヒステリー症状が感じられれば、この強いお薬が有効なのです。

CASE. 5

顔がほてって熱く便秘もあります。でも冷えもひどくなりました ―― 冷えのぼせ

⬇（煎じ薬）女神散料《にょしんさんりょう》、附子瀉心湯《ぶししゃしんとう》

「毎年気候が暖かくなってくると、顔がのぼせてしまいます。今年も梅雨が過ぎて気温がぐっとあがりはじめた頃から、ほてりが強くなってきました。職場でもカーッと顔がほてって、熱くなります。ホットフラッシュっていうのですか、この症状が1時間おきにおきるのです。顔が真っ赤になるので、恥ずかしくて人にも会えません。

生理は不定期になってきており、最後にあったのは5か月前でした。婦人科で血液検査を受け、女性ホルモンを調べてもらったら、もう更年期になっているといわれました」

Yさん（48歳）にも、ホットフラッシュがありました。漢方薬はエキス剤をのんだことがあるそうですが、あまり効果が感じられなかったようです。顔の表情から悩みの深さが伝わってきました。この世代の方々は一般的に家庭や社会で多くのことを期待され、真剣

に取り組んでいる分、症状も深刻になっています。そのため、Yさんには煎じ薬で女神散料《にょしんさんりょう》を処方しました。お薬名にある「料」というのは、本来ならば散剤のように粉にしてもちいるお薬や、丸剤のように蜜で丸く固めてもちいるお薬を、お茶のように湯液にすることを意味します。

女神散《にょしんさん》は加味逍遥散《かみしょうようさん》に黄連解毒湯《おうれんげどくとう》を合わせたようなお薬ですが、「気」を調整する生薬が配合されています。「血」と「気」は合わせて治療したほうがよい場合もあり、このようなお薬は重宝します。たとえるなら「駆お血剤＋瀉心湯類《しゃしんとうるい》（＋気剤《きざい》）」といえます。

「先生からいただいたお薬をしばらく飲んでみると、ほてりはよくなった感じがしました。でも、今度は体の芯が冷える感じがしてきました。もう少しよい方法がないか相談にきました。

こうおっしゃってYさんが再来されました。Yさんには比較的体力のある方に処方する女神散料を飲んでいただいていたのですが、どうやら体が冷えてしまったようです。日頃のストレスのせいなのか、どうも虚弱体質になってしまったようです。Yさんのように、男性が多い社会の中で肩肘張って頑張ってきて、疲れてしまっている方もいます。体はこころよりも正直です。

そこで温まる生薬の附子《ぶし》が加わった附子《ぶし》瀉心湯《しゃしんとう》を処方してみました。**瀉心湯《しゃしんとう》が体のほてりを冷まし、附子《ぶし》が冷えを温めます**。陰証と陽証の混在した様子を陰陽錯雑《いんようさくざつ》の証といいますが、生薬の微妙なさじ加減ひとつで、「温」と「冷」の両方の調節がひとつのお薬でできてしまうのが、漢方薬のすごさです。

最終的には「駆お血剤＋瀉心湯類（＋附子）」の組み合わせで、ホットフラッシュも冷え症もちょうどよい状態になったそうです。

異常発汗

CASE.6

顔がかっと熱くなり、汗が出ます ―― 発汗

⬇ 加味逍遥散《かみしょうようさん》エキス 合 白虎加人参湯《びゃっこかにんじんとう》エキス

「季節が暖かくなってくると、ほてりがはじまります。そうなるとだんだん顔に汗をかきやすくなります。汗は人前で恥ずかしくなるくらいしたたり落ちてくるため、この季節はあまり好きになれません。また最近疲れやすく、肩こりや頭痛がいっしょにおこります」

Lさん（55歳）にはまず女神散《にょしんさん》エキスをはじめてみました。このお薬を飲むと、すぐにほてりが治まったそうです。でも肩こりや、目、頭の痛みは相変わらず、発汗は残っていました。話をうかがってみると、いろいろ悩みもありそうです。はじめの診察では聞かれ

ない話もでてきました。どうも外来においでになるたびに違う話がでてきます。不安や心配ごとの多い方にもちいる漢方薬……にピンときて、お薬を加味逍遥散《かみしょうようさん》エキスに変更してみました。また発汗には白虎加人参湯《びゃっこかにんじんとう》エキスを追加してみました。お薬の名にある「加」というのは特定の生薬が足されていることを意味します。

「まわりの人はみんな涼しい顔をしているのに、自分だけが汗、汗、汗……で、ハンカチやタオルが手離せません」

たしかにこれでは、こころが落ち着かないのも無理がありません。異常な発汗は生活に支障をきたすため、更年期世代の女性の大きな悩みになります。そのため相談においでになられる方々はみんな深刻な面持ちです。そんな方々に漢方では加味逍遥散がもちいられることが多いのは、こころまで対処する必要があるからでしょう。

さて発汗の症状にはスポンジのように汗を吸い取る成分が必要で、その場合「駆お血剤+清熱剤」の組み合わせが大切です。**白虎加人参湯《びゃっこかにんじんとう》には、石膏《せっこう》という体の熱をうるおしながら、冷ます成分が配合されています。**

「漢方薬を変えてから、もちろん体に汗はかきますが、以前のようなひどい汗はかかなくなり、漢方薬の効果に驚きました」と話されています。

CASE.7

汗がしたたるように出て、困っています ―― つよい発汗

⬇（煎じ薬）女神散料加味方《にょしんさんりょうかみほう》

「最近、のぼせと発汗がひどくなってきました。陽気がよくなる頃から顔が真っ赤にのぼせ、夏になるとしたたるように汗が出てきます。汗は一度ワーッと出ると、仕事の書類が濡れてしまうくらいひどくて大変なのです。まるでサッカーの試合が終わった選手みたいに、額からこめかみまでビチャビチャになり、首まで垂れてきて、お化粧も取れてしまいます。この間も銀行のATMで自分の汗がタッチパネルに垂れおちてしまいました。それをいちいちふきながら操作していたら、誤作動してしまいました。誰にも気がつかれませんでしたが、ちょっと恥ずかしかったです。ですからひそかに襟元にハンカチを巻いて、汗が垂れるのを防いでいます。

年齢的にも更年期に突入しているので、はじめはみんなそんなものかしらと思っていました。でも、やっぱり私の汗の量は異常です」

Mさん（48歳）はのぼせもあるので、のぼせの症状に桂枝茯苓丸《けいしぶくりょうがん》エキスに黄連解毒湯《おうれんげどくとう》エ

キスを併用してもらいました。どちらも、やや体力のある人に向くお薬で、お血を改善し、のぼせやほてり、めまい、肩こりなどを鎮める作用があります。とくに黄連解毒湯は顔が真っ赤にほてる方に向いています。

しかしこのお薬はのぼせには効果がありましたが、つよい発汗には効果が足りなかったようです。発汗が強くなってくるとエキス剤では効果が少ないため、煎じ薬に切り替えます。Mさんには女神散《にょしんさん》を中心に石膏《せっこう》と黄連《おうれん》を加えた薬に変更し、つよい発汗を抑えることにしました。この世代の方の発汗には「駆お血剤＋清熱剤《せいねつざい》」を用います。

さて漢方の世界では、前のLさんの加味逍遥散とこのMさんの女神散の使い分けをこう説明しています。**「加味逍遥散は外来のたびに違う話をする方、女神散は外来のたびに同じ話をくり返す方」**と。いずれもちょっと神経質になっている方ですが、タイプがやや異なります。

石膏や黄連には、のぼせにみられる熱気や大汗、口の渇きを抑える作用があります。石膏は比較的多めから含ませ、体の調子に合わせて量を調整しています。

CASE.8

全身に汗が出るため、パットをあてながら寝ています ――もっと強い発汗

⬇（煎じ薬）白虎加黄連湯《びゃっこかおうれんとう》

「私は気温の変化を感じるだけで、急にドキドキしてしまいます。これが続くと胸が苦しくなってしまうこともあります。これまで大きな病院で、心臓の検査を受けたこともありますが、原因はみつかりませんでした。外来では一応心臓の薬が出され、今はそれを飲んでいます。胸の症状のつらいときは貼るようにと、白い湿布が処方されましたが、それで本当に効果があるの？　と思いました。

でも一番の悩みは、顔の汗です。汗は流れ出るため、寝ているときに、孫のおねしょパットをあてて寝ています」

Nさん（53歳）は、顔に強い汗の症状がありましたので、はじめはエキス剤で黄連解毒湯《おうれんげどくとう》や白虎加人参湯《びゃっこかにんじんとう》を処方してみました。飲んでいただくと顔からしたたり落ちる汗はやや

減ったそうですが、体のほうは、まだタオルケットが濡れてしまうくらい強い汗が出ているそうです。前のＬさんやＭさんよりもずっと強い症状といえます。

そこで、お薬を煎じ薬の白虎加黄連湯《びゃっこかおうれんとう》に変更しました。これはエキス剤で処方したものと似ていますが、石膏の量を調整できる長所があります。やはりエキス剤より、効果のパワーが違います。

石膏《せっこう》には、ギプスや歯の模型にもちいられている化学石膏もありますが、医薬用は、天然ものがもちいられます。エキス剤では少ししか配合されていませんが、これでは効果がたりないこともあり、煎じ薬では症状に合わせて目一杯増量します。大正時代の名医、湯本求真《ゆもときゅうしん》先生は、さらに10倍の量に増やして、難しい病気の治療をされていました。

効果は石膏の主成分である硫酸カルシウムが効くのか、それと一緒にまざっているほかの成分がサポートしているのか、よくわかっていません。口が渇くなど、体の裏のほうに熱がこもっている場合を「裏熱」と表現しますが、このような方によく合います。**石膏が、黄連と手を組んで、体の中と外の熱を冷まします**。

Ｎさんの場合はもう「清熱剤」だけで治療をしていますが、体調をみながら石膏の量を調整し、症状が安定しています。

頭痛、肩こり

CASE.9

顔がポッと赤くなり、頭痛があります ―― ほてり、頭痛

⬇（煎じ薬）桂枝加桂湯《けいしかけいとう》

「私は体温が36・5℃になると、頭痛を感じることがあります。このようなときはたいてい顔がポッと赤くなり、ほてりを感じます。地元の診療所で相談をしたこともありましたが、自律神経失調症といわれ、ビタミン剤や安定剤をもらったことがありました。でもあまり効果はありませんでした」

Gさん（52歳）には、顔に急にわき立つような、ほてりがあります。こうなると体温があがる感覚と頭痛がはじまるようです。ホットフラッシュの治療でもちいたように生薬の

黄連《おうれん》をもちいる目安は、真っ赤なのぼせ顔です。しかし桂皮《けいひ》の目安になる顔色は、ピンク色です。両方とも顔の下からわっとあがってくる上衝《じょうしょう》という症状なのですが、顔の色がやや異なります。Gさんはポッと赤味をおびるという顔色でしたので、桂皮をもちいたお薬を考えました。

ところでお話をよくうかがってみると、これまで桂枝茯苓丸《けいしぶくりょうがん》エキスを飲んだことがあるそうです。でも効果がはっきりしなかったようです。

実は桂枝茯苓丸エキスにももちろん桂皮が含まれます。しかしエキス剤に含まれる桂皮は、製造の過程で香り成分を失っているため、十分効果がみられないことがあります。しっかり桂皮の効果を発揮させるためには、煎じ薬で対応するほうが適切です。「いかに桂皮を効かせるか」が治療の成否を分けるからです。

薬用桂皮は、カシアという植物をもちいています。これは香辛料やアロマオイルにもちいるシナモンや、お屠蘇《とそ》やお菓子にもちいるニッケイ（ニッキ）とは違います。しかし香りが似ているため、これらが苦手な方には好まれません。私ははじめに「シナモンティーは飲めますか?」と聞くことがあります。これが飲めるようでしたら、シナモン嫌いではないからです。エキス剤ではあまり問題にならないことが多く、やはり香りや効能が違うのでしょう。

さてGさんに選んだのは桂枝加桂湯《けいしかけいとう》です。風邪のときにもちいる桂枝湯《けいしとう》から発展したお薬で、桂皮をたくさん含ませています。これでGさんのポッとした顔色に対応できました。頭痛までこれでおさまったそうです。

駆お血剤を併用してもよいのですが、この場合は桂皮にこだわるだけでうまくいきました。実は、もしGさんにピンクの顔色と発汗がみられたなら、先ほどのNさんのときにもちいた石膏《せっこう》と桂皮《けいひ》を合わせた白虎加桂枝湯《びゃっこかけいしとう》というお薬も用意していました。このように漢方薬をもちいるときは、次の手も考えながら治療をすすめています。

CASE.10

頭痛、肩こり、イライラ、ほてり、不安…とにかくつらいのです ―― 多愁訴

➡加味逍遙散《かみしょうようさん》エキス 合 葛根湯《かっこんとう》エキス（桂枝加葛根湯《けいしかかっこんとう》エキス）

「46歳の頃から、肩の重さやのぼせを感じることがありました。まさか更年期？　と思いましたが、その頃から生理も不規則になってきました。肩こりとのぼせはそれからずっとありますが、それほど気にしてはいませんでした。

今年になって、めまいと動悸がおこるようになりました。めまいは、朝起きぬけにクラクラッとしてすぐにおさまりましたが、そのあと急に胸がドキドキしたので、なんだか不安になりました。

その後もときどき、同じような症状がおこります。心配になって婦人科で診てもらったところ、私の年齢でおきるこうした症状は、更年期障害の可能性が強いのだそうです。『症状がつらいようなら』と、女性ホルモン補充療法をすすめられました。でも、ホルモン治療は副作用が気になって受ける気がせず、その日は帰ってきてしまいました。

夏が近づいて気温があがってきたら、今度は顔のほてりが出てきました。相変わらず肩こりもあるし、のぼせやほてりもだんだん強くなってきました。更年期の症状に漢方がよいとお友達から聞いたので、こちらを訪ねてみたのです」

Dさん（52歳）の症状は、年齢的にも更年期の症状とみてよさそうです。外来で少しお話をうかがいました。「家族は、夫と娘2人の4人暮らしです。夫が家業のお店を切り盛りしていますが、最近夫の体調がよくないのです。そろそろ60歳に手の届く年なので疲れやすいのか、お店から帰って来るといつも愚痴を聞かされます。また、長女は最近就職したばかりで、会社でうまくやっていけるのか、いつも心配です」

どうやらDさんは、こうしたことがストレスになって精神的な不安も強いようです。私はDさんに加味逍遥散を処方しました。これは、肩こりやイライラのため、疲れやすい人によく合います。

またDさんの肩こりには葛根湯《かっこんとう》や桂枝加葛根湯《けいしかかっこんとう》を処方しています。昔から「**加味逍遥散は、肩を横に走る肩こりに効く。葛根湯は、首を縦に走る肩こりに効く**」といわれています。加味逍遥散に含まれる柴胡《さいこ》という生薬が脇から背中にかけての筋肉のこわばりを取り、葛根《かっこん》は後頭部のこわばりを取る作用があるためです。Dさんは肩こりの範囲が広いので、両方を併せることにしました。桂枝加葛根湯は葛根湯から麻黄《まおう》という強い生薬を除いたお薬です。虚弱な方に向いているため、状態をみてこれに変更しています。つまり「駆お血剤＋柴胡（＋葛根）」です。

「はじめは本当に効くのかしらと半信半疑でしたが、意外にも、たった数日飲んだだけでかなりすっきりしてきました」

次に来院されたとき、Dさんはこのように話されていました。Dさんの症状はその後も徐々に軽くなり、いまもこの2つのエキス剤でよい状態を保っているようです。

CASE.11

冷えがあり、雨が近づくと頭が痛くなります ―― 冷え症、頭痛

⬇（煎じ薬）当帰芍薬散料加味方《とうきしゃくやくさんりょうかみほう》

「もともと冷え症があります。夏が近づくとまわりのみんなは、素足にサンダルというオシャレない出立ちですが、私はやっぱり足先まで冷えるのでいつもレギンスをはいています。またもともと胃腸が弱いため、油ものをたくさん食べると胃もたれしてしまいます。今まで病院でもらったお薬で下痢がはじまったこともあります。

それから梅雨や台風が近づくと後頭部がモワンと痛くなります。つい頭痛薬を飲んでしまいますが、胃腸が弱いため、お腹も痛くなり大変です。漢方薬で何とかなりませんか」

Sさん（47歳）は冷え症のようです。色白で、痩せていて、太ったことはありません。典型的な虚証タイプで、雨ふり時の頭痛は水毒です。舌をみせていただくと、色の薄さと、舌の縁のギザギザが目につきます。このような方の頭痛は、**血《けつ》の不足した血虚《けっきょ》タイプのお血と水毒、それから胃腸の冷えが関わっています。そのため、当帰芍薬散《とうきしゃくやくさん》を基本に生薬の**

呉茱萸《ごしゅゆ》を併用しました。つまり「駆お血剤＋呉茱萸＋（利水剤）」の組み合わせです。これは世界ではじめて乳がん手術を成功させた華岡青洲《はなおかせいしゅう》がもちいたお薬です。呉茱萸《ごしゅゆ》は胃腸の冷えにもちいる生薬で、それがわざわいしておこる痛みに応用できます。苦味があるのですが、体に合っているとそれも少ないといわれています。エキス剤で対処する場合は、当帰芍薬散＋呉茱萸湯で効果を実感します。また呉茱萸ではありませんが、Ｓさんのような体質の方には、煎じ薬では清上蠲痛湯《せいじょうけんつうとう》というお薬も用意しています。

このお薬を飲んでいただくと、Ｓさんにはもうひとつおまけの効果がありました。どうやら顔の吹き出物も治ってしまいました。実は吹き出物やにきび、しみはお血の症状です。治療では、白いにきびは当帰芍薬散、青いにきびは桂枝茯苓丸などの駆お血剤を、赤いにきびは炎症をおさえる清上防風湯《せいじょうぼうふうとう》や十味敗毒湯《じゅうみはいどくとう》、柴胡剤《さいこざい》などをもちいます。

頭痛も吹き出物も駆お血剤ひとつで対処することを異病同治《いびょうどうち》といいます。これは元々別の病気なのにいっしょに治療できるということです。漢方薬は、うまくもちいると本当に便利です。

動悸、めまい

CASE.12

突然ドキドキがはじまります ――動悸

⬇（煎じ薬）桂枝甘草竜骨牡蛎湯加味方《けいしかんぞうりゅうこつぼれいとうかみほう》

「動悸の症状に悩まされ、数年前から心臓で有名な病院に通っています。そこでは不整脈といわれ、脈の乱れをおさえるお薬と血圧のお薬をもらっています。普段はこれで調子がよいのですが、先日寝不足になっていたときに、またドキドキがはじまってしまいました。すぐにお薬を飲んでみましたが、あまり効かず、顔にワインを飲んだときのようなほてり感が出てきたため、病院を受診してみました。担当の先生から『たぶん不整脈だと思いますが、今の心電図では何ともありません』といわれてしまいました。これはこれでよかったのですが……。

実は家庭に悩みがあります。子どもが不登校で、この子の将来のことを考えると胸がいっぱいになります。そんな心労もかさなっているのでしょうか」

Yさん（50歳）は総合病院で発作的におこる不整脈と診断されています。おそらくこれまでの経過の中で不整脈が確認されていたのでしょう。そのためそのお薬はそのままお飲みいただくことにしました。

気になるのは、家庭で心労をつのらせ、それが動悸と関係していることです。半年前からときどき顔に赤みをさすほてりも感じているようです。

更年期の女性は、成長期にある子どものことで頭がいっぱいになってしまうことがあります。子どもも反抗することがありますが、こころの中ではやっぱり母親を頼っています。そんな強い関係性が、自律神経の調子を悪化させてしまいます。

Yさんには桂枝甘草湯《けいしかんぞうとう》を考えました。これは桂皮《けいひ》と甘草《かんぞう》の2つの生薬が合わさったお薬で、動悸の基本薬です（桂皮＋甘草）。心労が強かったため、竜骨《りゅうこつ》、牡蛎《ぼれい》、茯苓《ぶくりょう》という生薬を重ね、桂枝甘草竜骨牡蛎湯加茯苓《けいしかんぞうりゅうこつぼれいとうかぶくりょう》という煎じ薬を処方しました。これは茯苓甘草湯《ぶくりょうかんぞうとう》という胸さわぎに投与するお薬も内に含ませています。

エキス剤に桂枝加竜骨牡蛎湯《けいしかりゅうこつぼれいとう》というお薬がありますが、このお薬と桂枝甘草竜骨牡蛎湯《けいしかんぞうりゅうこつぼれいとう》とは名前が似ています。前者は不安神経症にもちいることが多いようです。Yさんは、不整脈の病名をいただくような動悸があり、ほてりも感じていたため、後者を選びました。このお薬で、とくに駆お血剤を併用しないでも、動悸もほてりもなく経過しているようです。

実は他に苓桂甘棗湯《りょうけいかんそうとう》というお薬も用意していました。これはお腹のほうからはじまるパニック発作のようなもっと強い動悸に使うお薬です。また、のぼせがみられた場合、苓桂味甘湯《りょうけいみかんとう》というお薬もあります。この2つは姉妹のように似たお薬です。今回は、そこまでもちいなくても何とかなりました。

CASE.13

ドキドキと頭痛と咳発作がおこります。薬が効かず　がまんできません――不整脈？　片頭痛？　咳喘息？

⬇（煎じ薬）奔豚湯《ほんとんとう》

「突然頭痛がおこります。これまでいろいろな病院にかかり、片頭痛といわれて薬をもらったことがあります。でもいただいた薬を飲んでも、調子は悪いままです。片頭痛専門薬は、飲むと左目の上がムズムズしてきて、続けられません。効果もはっきりしませんでした。頭痛は、心配事や思い悩むことがあるとおこりやすくなります」

Iさん（50歳）は、中肉中背で顔にはやや疲れがみられます。体に障害のある両親がいて、心配がつきないそうです。いつもうかない表情をされています。

頭痛は、近頃評判の頭痛専門外来に通い、片頭痛と診断されました。薬をもらって飲んでみましたが、残念ながら効果ははっきりしなかったようです。

お話をうかがうと、悩みは頭痛だけではありませんでした。なんだか胸にワサワサする動悸があるようです。これも病院の心臓専門の先生に診てもらいましたが、狭心症といわれたり、不整脈といわれたり、結局何であったかわからないようです。

いろいろな経過をうかがい、Iさんには奔豚湯《ほんとんとう》を処方してみました。**頭や胸におこる急な症状が、まるで子ブタくんがあわただしく走り回る様子に似ていたからです。漢方では、これを奔豚気《ほんとんき》といいます。**

実は奔豚湯には、同名のお薬が2つあります。それぞれ書かれた本の出典が違うため、中に含まれる生薬が異なります。これらは、悩みの症状によって使い分けます。

1つ目の奔豚湯《ほんとんとう》　葛根《かっこん》、甘草《かんぞう》、(李根皮《りこんぴ》)、半夏《はんげ》、当帰《とうき》、川芎《せんきゅう》、黄芩《おうごん》、芍薬《しゃくやく》、生姜《しょうきょう》

2つ目の奔豚湯《ほんとんとう》　桂皮《けいひ》、甘草《かんぞう》、半夏《はんげ》、呉茱萸《ごしゅゆ》、人参《にんじん》、生姜《しょうきょう》

Iさんは動悸が強かったため、桂皮と甘草の入った2つ目のお薬を選びました。そうしたら、なんとしっかり効果がありました。頭痛や胸の症状はなくなり、錠剤の薬はお守り代わりに持っているだけで必要なくなってしまいました。

実はもうひとつ、Iさんには咳が一度出ると止まらなくなるという悩みもありました。

この症状は、呼吸器専門医に咳喘息と診断されていました。しかしこの咳発作も、奔豚湯《ほんとんとう》でぴたっと治まってしまったのです。もしかしたら胸から頭にかけておこっていた症状は全部、奔豚気《ほんとんき》のせいだったのかもしれません。

このように近年脚光をあびるよう注目されている西洋医学の病気の考え方も、東洋医学がいっぺんでけ散らしてしまうことがあります。これも先ほどのYさんと同様に「**桂皮＋甘草**」が中心のお薬がてき面でした。Ｉさんには、私のほうが教えられたような気がしています。

西洋医学では、それぞれの専門医が局所的な変化をみただけで、固有の病名をつけてしまいますが、これを遠目から全体視すると、バラバラな感じを受けることがあります。江戸時代の名医尾台榕堂《おだいようどう》は、「川の浅瀬だけを見ていてもカエルしかわからない。もっと深いところを察すれば（本来いないはずだが）竜《りゅう》も観《み》えてくる」といいました。これは、ミロのヴィーナスの〝失われた両手〟を想像することといっしょです。医療には、そんな全体を観るバランス感覚と洞察力が必要なのです。東洋医学のよさは目の前だけを「見る」ではなく、全体や奥行きを「察して」「観て」治療することにあります。

CASE.14

顔をあげたときに強いめまいがします ―― 動悸、めまい

⬇苓桂朮甘湯《りょうけいじゅつかんとう》エキス、（煎じ薬）定悸飲《ていきいん》、連珠飲《れんじゅいん》

「これまでもときどきめまいを感じることがありましたが、そんなにひどいものではなく、しばらくするとよくなりました。ところが、この日のめまいはちょっと違いました。洗濯物を干そうと思って顔を上向けたとたん、動悸とグラングランとあたりが回るような感じがして、立っていられなくなりました。

すぐに総合病院の救急外来を受診し、点滴を受けました。そこの先生からは『周囲が回転するタイプのめまいなので、耳が原因でしょう。改めて耳鼻咽喉科を受診するように』といわれました。

翌日、症状はおさまったのですが、いつまためまいがおこるかと心配で、こちらにうかがいました。めまいは、動脈硬化と関係あるのでしょうか。私は10年前から高血圧とコレステロールの薬を飲んでいます。薬を飲んでいるので血圧の調子はいいですが、動脈硬化があるといわれたので、きちんと内服しています」

Rさん（56歳）からこのようなお話をうかがい、まず血圧を測定しましたが調子はよさそうです。

Rさんのめまいは回転するものだったので、眼振《がんしん》検査を行いました。これは、わざと頭を左右上下に動かして軽いめまいをおこし、フレンツェル鏡というド近眼の眼鏡のようなレンズで目の動き（眼振）を観察します。Rさんの場合、たしかに左向きに横揺れする眼球の動きがありました。

耳は音を聞く以外に、体のバランスを調節するはたらきがあります。これが悪くなると回転するめまいがおこります。そのため、総合病院の先生のおっしゃるとおり、耳の問題として片付けてもいいのですが、気がかりもあります。それはRさんの年齢や、高血圧などの生活習慣病があることです。つまり、新たに脳梗塞が発症したり、脳への血流がとどこおっている心配があるのです。

そこでRさんに、「美容院で頭を後ろに傾けたときにめまいがおきたことはないですか」とたずねてみました。すると、やっぱりあるそうです。このような場合、首の血管の血流不全が原因のことがよくあります。来院時はすでに強い症状が落ち着いていたので、頭部や首の血管のＭＲＩ（ＭＲＡ）検査を近くの総合病院で受けていただくことにしました。

その結果が出るまで、漢方薬でめまいの発作を調節することになったのです。

Rさんの舌を診ると、縁にギザギザがあり、水毒があることを示していました。数年来同じようなめまいを経験していることから、お血があるものと推察しましたが、まずは水毒のサインを重視し、煎じ薬の沢瀉湯《たくしゃとう》と、発作時に飲めるように苓桂朮甘湯《りょうけいじゅつかんとう》エキスを処方しました。西洋薬であればふつうのめまい薬を処方しますが、漢方薬でもよく効きます。

「お薬が効いたのか、あれからめまいの発作はおきていません」。検査の結果の出た日、そういってRさんが再来院されました。頭部MRIの結果は、古い脳梗塞のあとがありました。しかしそれ以上に気になったのは、左の椎骨動脈という血管が強く蛇行していることでした。これは首の骨の中を通る細い血管で、動脈硬化が進んでいたのでしょう。首を後ろに動かしたときにこの蛇行した部分で血液の流れが低下して、強いめまいがおきたものと思われます。

西洋医学的には、これの治療の方法はありません。そこで漢方の出番です。

私はRさんに、水毒とお血を意識して、動悸に定悸飲《ていきいん》、めまいに連珠飲《れんじゅいん》という煎じ薬を飲んでいただきました。これらは苓桂朮甘湯《りょうけいじゅつかんとう》から発展したお薬です。

連珠飲《れんじゅいん》は、エキス剤では苓桂朮甘湯《りょうけいじゅつかんとう》と四物湯《しもつとう》を併せて代用できますが、効能に少し差があるため、煎じ薬にしました。これらのお薬の中心は、先ほどのYさんやIさんと同様に**「桂皮＋甘草」が中心で、それに水毒の生薬を合わせたもの**です。もちろん生活の中では、急激に首を動かさないように注意を払っていただきました。この薬は血のめぐりを回復させ、強力にめまいを改善させていきます。

お腹の調子

CASE.15

お腹が張る、痛む　――　お腹の症状

⬇（煎じ薬）：中建中湯加味方《ちゅうけんちゅうとうかみほう》～解急蜀椒湯《かいきゅうしょくしょうとう》

「秋になりお腹の右側が張るようになりました。そうなると胸が苦しくなり、右腰まで広がります。毎年寒い季節になると、冷えを感じやすく、便が軟らかくなります。お腹の症状は、生理前に感じやすいため、婦人科でお薬をもらったことがありましたが、副作用があってつらい思いをしました。そのため漢方薬で何とかしてほしいなと思っています。

生理は10日程度、出血量も特別に多い気はしません。でも最近生理がきちんとあるときと、1か月くらいのびるときがあります」

Nさん（49歳）は、お腹にカイロをあてて過ごしているそうです。お腹の張りは、月経前に感じるようであり、骨盤内のうっ血症が関係していそうです。これにはお血と冷えが関わっています。そこで煎じ薬で当帰建中湯《とうきけんちゅうとう》を選んで処方してみました。

「このお薬を飲んでいると、たしかにお腹の張りは楽です。でもまだ少しお腹にガスがたまる感じが残ります」

強い冷えのためにおこる症状を「寒疝《かんせん》」といいます。Nさんはカイロをお腹にあてて生活をしているのですから、いつもつらいのでしょう。この場合、体を温める薬が必要なので、人参《にんじん》、乾姜《かんきょう》を含む大建中湯《だいけんちゅうとう》を併用しました。実は**小建中湯《しょうけんちゅうとう》と大建中湯《だいけんちゅうとう》を合わせた中建中湯《ちゅうけんちゅうとう》というお薬があります。これは冷えてお腹の腸に張りを訴える方のお薬です**が、ちょうど当帰建中湯《とうきけんちゅうとう》が小建中湯《しょうけんちゅうとう》に当帰《とうき》が加わったお薬ですので、お薬は中建中湯《ちゅうけんちゅうとう》加当帰《かとうき》というお薬になります。まるでパズルのようですが、これで冷えとお血のお腹を改善させます。

「今度のお薬は、わりと調子がよいのですが、先日から胃のあたりが痛いような感じが出てきました。症状は日によって波があるため、憂うつな気分になります」

今度はお腹の痛みに対して、大建中湯《だいけんちゅうとう》に附子粳米湯《ぶしこうべいとう》という薬を加えた解急蜀椒湯《かいきゅうしょくしょうとう》というお薬にしました。**中建中湯《ちゅうけんちゅうとう》も解急蜀椒湯《かいきゅうしょくしょうとう》も、冷えによるお腹の張りと痛みの両方に効果があるのですが、前者はどちらかというとお腹の張りに、後者はお腹の痛みにももちいられます**。いずれも胃腸を温める生薬だけで症状を緩和します。

「以前は右側のお腹に症状を感じると、長く横になっていることができませんでした。今はそれが少なくなり、腰の症状も減ってきました」と話されています。Nさんのお腹の症状は、「お血」なのか、それとも「寒疝《かんせん》」なのか考えながら治療を行いましたが、結局毎年悩まされ続けて、病態がこじれてしまっていたのでしょう。強い寒疝と、少しだけお血が関わっていたように思います。

西洋医学では、ちょうどよいお薬がなかなかみあたりません。こういうときは、やっぱり漢方薬がおすすめです。

CASE.16

一か月おきに左の腰の痛みにおそわれます——腰の痛み

⬇当帰芍薬散《とうきしゃくやくさん》エキス 合 桂枝茯苓丸《けいしぶくりょうがん》エキス

「1か月おきに左の腰が痛くなります。とても痛みが強いため、夜に目が覚めてしまうことがありました。一度婦人科で相談をしたことがありますが、『それは排卵痛だね』といわれました。排卵は左右の卵巣から交互におこるため、1か月ごとに同じ側の痛みがおこるそうです」

Sさん（45歳）は、夜目が覚めてしまうくらいの左の腰痛であったため、煎じ薬がよいと考えましたが、煎じるのは大変といわれるので、結局エキス剤で対応することにしました。

お腹を触るとおへその下に圧痛がふれます。また左の腹直筋が右より少し張っている感じがしました。これらはお血のサインです。

ちなみに卵巣は、よくイラストでは左右対称に描かれていることが多いのですが、実際の位置はさまざまで、意外と左右前後に移動しています。子宮も本来は前かがみに傾いているものですが、その程度や後方へのかたむき具合は人それぞれです。子宮や卵巣が骨盤内で、ほかの臓器にへばりついていたり、嚢腫や筋腫などのはれ物があったりしてずれていることもしばしばです。

お腹や腰の痛みは、それらが関わってひきおこされます。内臓そのものは本来痛みを感じませんが、排卵の刺激が、内臓~皮膚反射としてお腹から腰に現われるのです。Rさんは左の腰の症状が特徴的でした。

煎じ薬で折衝飲《せっしょういん》というお血に由来するお腹の痛みを緩和するお薬がありますが、エキス剤では桂枝茯苓丸《けいしぶくりょうがん》と当帰芍薬散《とうきしゃくやくさん》を合わせたお薬が似ています。

あとでお話をうかがってみると、この症状はずいぶん以前から経験していたようです。でも最近だんだん重くなってきたそうです。慢性的な冷え症や便秘、お血が症状を悪化させている場合があります。もっと早い時期に解消させていれば、ここまで苦しむことはなかったのかもしれません。でも治療を続けると月経に変化が生じてきました。「生理の血液が、以前は黒い色であった気がしますが、今はさらっとしたきれいな色になってきました」と話されます。激しい排卵痛も治まっているようです。

CASE.17

卵巣・子宮摘出後から、お腹と腰の調子がよくありません

――お腹と腰の痛み

➡（煎じ薬）：折衝飲《せっしょういん》、血府逐瘀湯《けっぷちくおとう》、大黄牡丹皮湯《だいおうぼたんぴとう》

「40歳のときに子宮がんにかかり、子宮と卵巣を摘出する手術を受けました。それ以降、調子が悪いのです。1日中お腹が張って痛くなったり、ゲップもよく出るようになりました。また、肩から首にかけて強く張る感じがあり、足もいつも冷えています。

こうした不調がもう5年も続いていて、体重が10kgも減ってしまいました。一度、近所のクリニックで胃カメラを受けましたが、とくに問題はないそうです。

漢方は、20代の頃に飲んだことがあります。生理痛や頭痛がひどくて、たしか当帰芍薬散《とうきしゃくやくさん》と六君子湯《りっくんしとう》のエキスだったと思いますが、あまり効果がなかったことを覚えています」

Qさん（45歳）は子宮と卵巣を摘出した後に、女性ホルモンの分泌がなくなり、急激に更年期症状が表れました。舌を拝見すると、表面に黄色い苔がありました。これは慢性的

に胃腸で悩んでいるサインです。またお腹にはお血のサインがありました。Qさんは、若い頃に漢方薬のエキスを飲んだ経験があり、効果を感じたことがなかったようですから、当院では煎じ薬で対処することにしました。処方したのは、**折衝飲《せっしょういん》です。この薬には、冷えお血によるお腹の痛みを抑える効果があります**。

「この薬はたしかに私に合っているようで、内服するうちにお腹の痛みは取れてきました。でも、まだ下腹部が少し張ります」

お腹は、確かに下のほうが張っています。本人もそうおっしゃるので、術後のお血を改善させるため、血府逐瘀湯《けっぷちくおとう》に変更しました。手術の痕は、よく頑固なお血を残します。**血《けっ》府逐瘀湯《ぷちくおとう》は、長年続いたお血に対し、血のめぐりを改善させて強力にうっ血を除くお薬です**。「血府逐瘀《けっぷちくお》」とは、血に関する臓器からお血を除くという意味です。手術後でもあり、きっと内臓の癒着も関係して、強いお血を形成しているのでしょう。こういう場合、どうしても強い駆お血剤が必要です。

一時的にもっと強い駆お血剤として、大黄牡丹皮湯《だいおうぼたんぴとう》をもちいた時期もありました。これらのお薬のおかげで「長年の痔も治ってしまいました」とQさん。お血の改善とともに、お腹と腰の痛みも全部よくなってきたそうです。

お腹の張りは、「お血」か「寒疝」か「気うつ」か

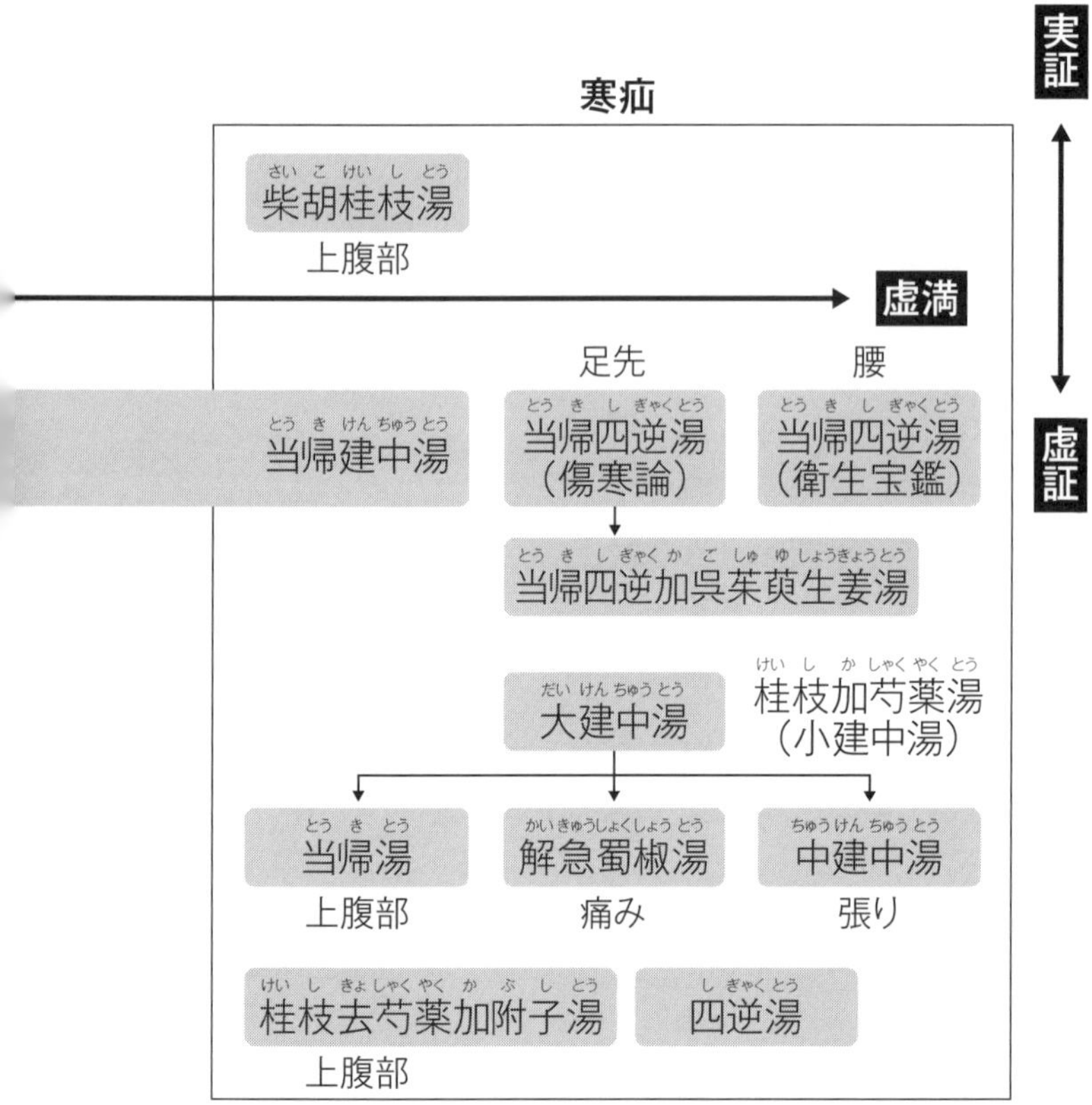

お腹の症状はお血、寒疝（冷え症）、気うつによるものを考えます。
それぞれの状態にお薬が用意されています。

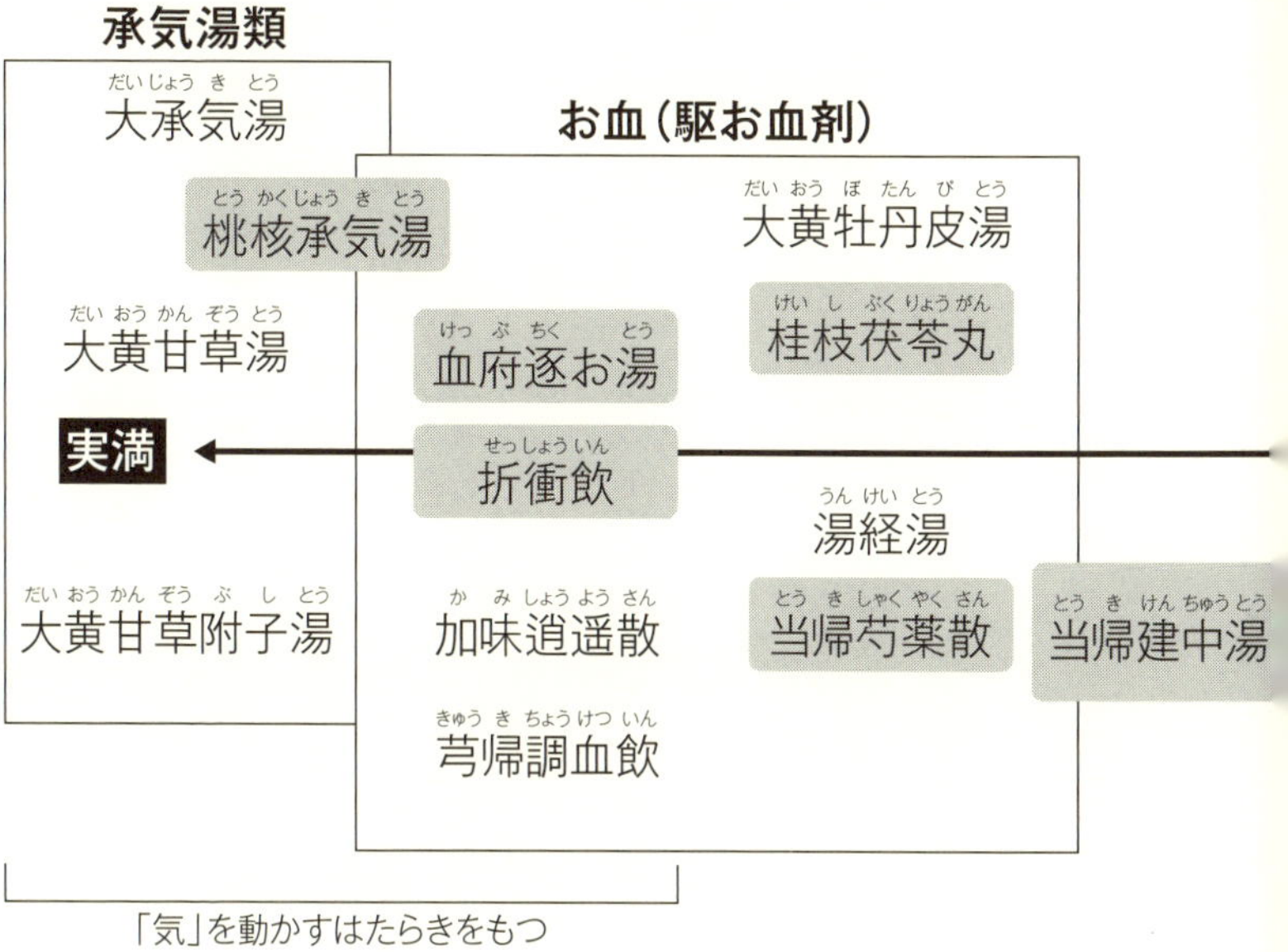

承気湯類
大承気湯《だいじょうきとう》
桃核承気湯《とうかくじょうきとう》
大黄甘草湯《だいおうかんぞうとう》
実満
大黄甘草附子湯《だいおうかんぞうぶしとう》
お血(駆お血剤)
大黄牡丹皮湯《だいおうぼたんぴとう》
桂枝茯苓丸《けいしぶくりょうがん》
血府逐お湯《けっぷちくとう》
折衝飲《せっしょういん》
湯経湯《うんけいとう》
加味逍遥散《かみしょうようさん》
当帰芍薬散《とうきしゃくやくさん》
当帰建中湯《とうきけんちゅうとう》
芎帰調血飲《きゅうきちょうけついん》
「気」を動かすはたらきをもつ

このように段階的にお薬の作用をあげていく場合もあります。このクラスになると、体質を変えてしまうようなお薬のはたらきぶりにびっくりさせられることもしばしばです。

さて**お腹の張りや痛みは、「お血」か「寒疝《かんせん》」か「気うつ」のいずれかを原因としています**（142ページ図）。お腹の張り方も、腹壁が強く緊張して張っている「実満《じつまん》」と、弱々しくつっぱる「虚満《きょまん》」があり、これらを見分けるのもひと苦労です。

お血によるお腹には、当帰芍薬散《とうきしゃくやくさん》、桂枝茯苓丸《けいしぶくりょうがん》などの駆お血剤をもちいます。またこれらに「気」をめぐらせる生薬を含ませた、折衝飲《せっしょういん》、血府逐瘀湯《けっぷちくおとう》などももちいます。

また寒疝は強い冷えによって生じたもので、これに対して、当帰四逆湯《とうきしぎゃくとう》や大建中湯《だいけんちゅうとう》から発展したお薬があります。また当帰建中湯《とうきけんちゅうとう》には、お血と寒疝の双方をおだやかに調和する作用があります。

「気うつ」とは自律神経のはたらきがとどこおっている様子ですが、「気」を動かすために承気湯《じょうきとう》類ではたらきかけます。「承気」とは気をめぐらせるという意味ですが、便通をつける大黄《だいおう》が含まれ、排便させてすっきり爽快という感じです。強い体質の方向けに駆お血剤が配合された桃核承気湯《とうかくじょうきとう》は便利です。これらはお腹を診察した上で使い分けています。

イライラ、憂うつ

CASE.18

体の調子が悪く、家族にあたってしまいます ── イライラ

⬇桂枝茯苓丸《けいしぶくりょうがん》エキス 合 抑肝散《よくかんさん》（加陳皮半夏《かちんぴはんげ》）エキス

「数年前より急にドキドキしたり、顔がほてったりしています。最近夫の会社の健診で血圧が高いことを指摘されました。看護師さんからは『病院を受診してくださいね』といわれ、はずみで「はい」と答えたのですが、こころの中では『家では血圧は高くないのに』と嫌な気分で帰ってきました。

結局病院は受診せずにいたのですが、1週前から朝にお腹のドキドキがはじまり、胸全体にもそれが広がるような気持ちの悪さがありました。

そんな体調だったので、家では夫や子どもたちにもやさしくなれず、一つひとつの言葉

にイライラしてしまいます。子どもたちの大声に怒りを感じてしまいます。そのような調子ですから、胃の調子もよくありません。自分でもわかっているのですが、自制できないのです。そのため夜もよく眠ることができません」

Bさん（45歳）にはこれまでほてりや動悸に対して別の漢方薬を飲んでいただいたことがありました。いつも効果が実感できるそうなので、漢方治療に信頼をいただいています。もともとの性格は物事に集中するほうですが、すごく大ざっぱなところもあるそうです。躁うつにみられる躁（陽）とうつ（陰）の両方を少しずつもっているようです。ちなみにクッパーマン更年期指数は40であり、重症更年期のレベルでした。クッパーマン指数とは、更年期にみられやすい症状から重症度を推定する方法です（52ページ参照）。

お腹をふれてみますと、痩せ型で、おへその周囲に圧痛と、動悸を感じます。また胸の下には突っ張りを感じました。これらをお血、臍傍悸《さいぼうき》、胸脇苦満《きょうきょうくまん》と表現します。すごく神経が高ぶっている方にみられる所見です。舌に苔がついているため、たしかに胃腸の調子も悪そうです。

Yさんには桂枝茯苓丸《けいしぶくりょうがん》エキスに、抑肝散《よくかんさん》加陳皮《かちんぴ》半夏《はんげ》エキスを試してみました。抑肝散《よくかんさん》から発展したお薬には生薬の柴胡《さいこ》が含まれ、精神の安定作用が期待できます。痩せてお腹の動悸が目立つ方の、自律神経を調整させるためにもちいます。

これを飲んでみると、たった3週間なのに「いつもお腹にバクバク、イライラも感じていましたが、落ち着いてきました。以前はいろいろ考えすぎて夜は目が覚めていたのですが、このお薬を飲んでいるとよく眠れます」と話されます。少し食事がとれるようになってきたのでしょうか、舌についていた白い苔もきれいになくなりました。**血のゆがみは「駆お血剤」で、気のゆがみは「柴胡剤《さいこざい》」で、これら2つのお薬で調整しました（駆お血剤＋柴胡剤）。**

更年期障害にみられる気分変調の治療をするときは、このように「血」と「気」を一緒に対処すると、よいことがあります。

柴胡剤は、胸の下が突っ張る「胸脇苦満《きょうきょうくまん》」があるときにもちいます。漢方の世界では「胸脇苦満の影にお血あり」、「お血には、胸脇苦満がついてまわる」と考えます。そのため、駆お血剤と柴胡剤はよく重ねて投与されます。

CASE.19

シングルマザーで頑張ってきましたが、疲れてきました ――憂うつ、不眠

⬇当帰芍薬散《とうきしゃくやくさん》エキス 合 柴胡桂枝乾姜湯《さいこけいしかんきょうとう》エキス

「私はシングルマザーです。2人の子を一生懸命育ててきました。最近次男が反抗期になってしまい、学校へ行くのを嫌がります。もっと話を聞いてあげようと問いかけるのですが、息子は口をきいてくれないどころか、いろいろな不満を強い口調で自分にぶつけてきます。

私自身は、数年前から更年期といわれ、女性ホルモン補充療法を受けていたのですが、治療中に乳がんがみつかってしまいました。がんは手術をし、その後は抗がん剤、放射線、そして今はホルモンブロック治療を受けています。

今は眠りが浅いせいか、疲れやすく、朝も起きてからもずっとだるさを感じています。自分でもなんとかしようと市販の更年期のお薬を飲んでみました。でも5週間飲んでみたら、胃腸が重くなってしまいました」

Kさん（49歳）はとても華奢な方です。それでも一人で子育てをして、自身も大きな病気の治療に取り組んでこられました。でも頑張りすぎて疲れてしまったようです。最近は時代の流れなのか、シングルマザーの女性も多く、毎日の生活に疲れ果てている方も増えてきました。

Kさんの性格は、ひとつの事に集中して、つきつめてしまう執着性があります。クッパーマン更年期指数は22ですので、中等度更年期のレベルでした。

お腹を診せていただくと、痩せたお腹に動悸がみられます。抗がん剤やホルモン剤を飲んでいたせいでしょうか、お血のサインも出ています。実は現代医学の強力なお薬は体を傷めるものが多いため、長く飲んでいると頑固なお血ができあがってしまいます。特に抗がん剤などはメニューが決まっており、体重によってお薬の量は調整してもらえますが、体質が考慮されることはありません。そのため華奢な方は疲れてしまいます。Kさんには治療も必要だったのでしょうが、やっぱり強すぎた感じがします。

そこで漢方薬は虚証《きょしょう》の方の駆お血剤として当帰芍薬散《とうきしゃくやくさん》エキスを選びました。でもまだ半月のうち、数日間はうつっぽさが残り、夕方から物悲しくなることがあるそうです。胸元が苦しくなり、下着がきゅう屈に感じるときもありました。

そこでまず芎帰調血飲《きゅうきちょうけついん》というエキス剤への変更を考えました。これは当帰芍薬散《とうきしゃくやくさん》に気をめぐらす生薬が加わったようなお薬です（駆お血剤＋気剤）。でも今のKさんにはきっと効果も不足するだろうと思いなおし、結局、当帰芍薬散《とうきしゃくやくさん》に柴胡桂枝乾姜湯《さいこけいしかんきょうとう》というお薬を併用することにしました。つまり**「駆お血剤＋柴胡剤」の組み合わせ**です。「柴胡」は気剤の王様で、うっ滞した「肝気」を晴らします。肝気とは「癇の虫、イライラ」と同じ意味です。柴胡桂枝乾姜湯《さいこけいしかんきょうとう》は、虚証の方の精神安定薬で、胸元が苦しいと訴える方に最適です。

漢方薬を2つ飲むと、水の量が増えてしまい、お腹がすぐ一杯になってしまうそうなので、2種類のお薬をいっぺんで飲まず、時間を開けて少しずつ飲むように勧めました。これによって夜も眠れ、こころが落ち着くようになったそうです。

半年たちまだ少ない体重は増えていませんが、今は何とか家事や買い物もできるようになりました。今度お金をためて海外旅行に行ってみたいと夢が持てるようになったそうです。外来では「いつか実現すればいいですね」と励ましています。

CASE.20

とにかく、いろいろつらいのです ── 憂うつ、多愁訴

⬇（煎じ薬）加味逍遥散加味方《かみしょうようさんかみほう》

Oさん（48歳）はとにかく悩みの数が多いのです。外来では「昨年末からいろいろつらいです」ではじまりました。

「私には頭重感があります」

「やる気がおきず、昼から眠くなり、すぐ横になってしまいます」

「食欲がありません」

「めまいのため、立っていてもふらふらします」

「とにかく疲れやすいのです」

どうやら生理が1週間続いた後、次の3か月間は来なかったようです。量もバラバラになってきたようですので、更年期にみられる月経不順といえます。

もともとの性格は、小さい事に悩んでしまい、ネガティブなことをいわれると落ち込んでしまうそうです。これにはやや陰うつ感を感じましたが、精神病の範囲かはっきりしま

せんでした。クッパーマン更年期指数は25ですので、中等度更年期のレベルでした。

とにかくいろいろ症状が多いので、加味逍遥散《かみしょうようさん》エキスから処方しました。これは**柴胡《さいこ》剤と駆お血剤の両方の要素を合わせたお薬**です。


でも次の外来では、「全然よくなりません」からはじまり、またたくさんの訴えがありました。持っていらしたノートには悩みがぎっしりです。

「夫は私の体調を理解してくれないため、話をしたくありません」

「ふらふらめまいがする感じが残っています」

「お仕事で使う資料なんて見たくないのです」

「頭が重いため、テレビを見ていても横になりたくなります」

「足が冷えます」

「食欲が出てきたのですが、食べ過ぎるとお腹がゆるくなります……」

今回は、エキス剤では効果がはっきりしませんでしたので、煎じ薬に変えてみました。

お薬は、加味逍遥散加桂皮《けいひ》です。次の外来では、

「2週前より食欲が出てきました」

「今は立っていても冷や汗が出てきます」
「ドキドキしてきて、ワッと不安になります」
「眠くなりやすいのです」
「体の力が出ないので、外に出かける気力もなくなりました」

いろいろ話されるので、こちらもついお薬を変えてしまいそうです。でもここはふり回されないようにしなくてはなりません。お薬をあれこれ変えてしまうと、治療の本筋がわからなくなってしまうからです。場当たり的な対処をして、何をしているのかわからなくなるのは好ましくありません。Oさんの症状は実にバラエティに富んでいます。しかも変動のさまをいろいろな言葉を使って表現されます。悩みが多すぎて、もがいていることがとても気の毒に思えます。でも全部不安によるものですから、こちらもなるべく受け止める気持ちでいないといけません。そのためあれやこれやと、中心となるお薬を動かしてはいけないと思っています。

「煎じ薬を飲むようになってから、のぼせやほてりはなくなりました」
「ただ頭が重い事やふらつきは残っています」

「ちょっとしたことでドキドキしてしまいます」

「毎日午前中はやる気に欠けて、ぼおっとしてしまいます」

「なんだか最近便秘気味です」

「立っているとつらいことがあります」

「一人になると不安がひどく、私は何のために……と思います」

排便を促すことは心の安定にもつながるので、少し大黄《だいおう》をつけ足してみました。加味逍《かみしょう》遙散加桂皮《ようさんかけいひ》、大黄《だいおう》という感じです。


「でもまだ頭の重さと、ふらふらする症状が残っていますが、少しずつ体調がよくなっていると思います。便秘もなく、夜も眠れます。のぼせやほてりはどうかな」

最終的には加味逍遙散加桂皮《けいひ》、大黄《だいおう》、竜骨《りゅうこつ》、牡蛎《ぼれい》で「体調がいいときと悪いときがありますが、動悸は感じなくなりました」と少しずつですが、前向きのお言葉をいただけるようになりました。実は動悸のYさんの治療で述べた桂皮《けいひ》＋甘草《かんぞう》＋茯苓《ぶくりょう》（＋竜骨《りゅうこつ》＋牡《ぼ》蠣《れい》）をそっと内に含ませています（126ページ）。


加味逍遥散の特徴は、ひとつのお薬で「駆お血剤」と「柴胡剤」の両方が配合されてい

ることです。そのため使い勝手もよく、治療の軸をずらさず使い続けることができます。Oさんも手間のかかる煎じ薬の内服でしたが、生薬の桂皮、大黄まで加えたこのお薬にしっかりついてきてくれました。

ここでは、きわめてたくさんの話をするOさんの例をあげてみました。加味逍遥散が合う方はきわめてたくさんのことを訴えます。毎回長い時間のお話があり、内容もころころ変わります。忙しい内科では、全てを聞いてあげることができないこともあります。

更年期における精神不安は、家族にも影響を与えることがあります。特に出産年齢が遅くなりがちな現代においては、まだ抵抗する力の弱い子ども達に「モラルハラスメント（精神的暴力）」や「虐待《ぎゃくたい》」の形で反映されていることがあります。そのため家族の絆《きずな》を失わないように、きちんと治しておくことも大切です。

ところで昔の漢方薬で「治上熱云々湯《ちじょうねつうんぬんとう》」というものがあります。読んで字のごとく、頭に熱が上り（足が冷え）そのほかいろいろ云々……と話す方のお薬です。加味逍遙散とは中身が異なりますが、漢方では昔からそのような治療のために、たくさんの工夫がなされてきました。その分、お薬もたくさん用意されています。

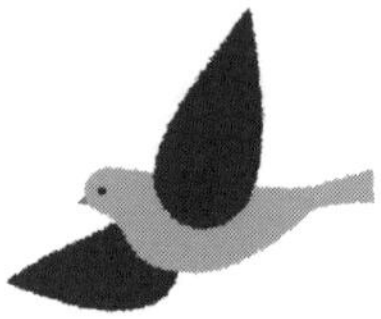

第4章

プレ更年期とポスト更年期におこりやすい症状

プレ更年期とポスト更年期

更年期は、閉経50歳をはさんだ前後10年間（45〜55歳）のことであり、更年期障害とは急激に卵巣のはたらきが低下しておこる問題のことでした。しかし最近、この更年期からはずれているのに、同じ症状で悩んでいる方が増えています。

35歳前後から40歳前半までを「プレ更年期」といいます。プレとは「前期」という意味ですから、プレ更年期とは、更年期よりも前の時期ということになります。

プレ更年期症状の原因は閉経ではありませんが、社会的なストレスや、ゆるやかに衰えはじめる卵巣機能が関係しています。どれだけストレスに我慢できるかは、もともとの性格や育った背景も関係するため、症状には個人差があります。月経不順や不正出血、更年期と同じ自律神経症もみられます。検査では女性ホルモンは正常におさまりますが、クッパーマン指数が高めになります。

また「ポスト更年期」とは、おおむね55歳から60歳代半ばまでの期間をさします。ポストとは「後期」という意味なので、「更年期を過ぎてから」を意味します。ポスト更年期症状は、加齢や適応力の低下などが関係します。症状は、更年期が過ぎて、もうよくなったと思っていた問題で再び悩む方と、以前とは全然違う問題で悩む方がいます。また、うつ病の初期で体の症状で悩む方もいるため、これとの区別も必要になります。クッパーマン指数は著しく高く示されることもあります。

プレ更年期の「お血」

更年期前のお血は、おもに月経が関係したものです。

それは月経の前におきる**「月経前症候群」**や、後におきる**「月経困難症」**などをいいます。月経は高温期にあたる陽証期と、低温期にあたる陰証期のサイクルで成り立っていますが(161ページ図上)、月経不順の方は陰証期が長かったり、短かったりします。月によって、サイクルが違う場合もあります。陰証期の長い方は、冷え症が関係します。また逆に陽証期が長い方は、熱証が存在します。いずれもお血が関係しています。

月経前緊張症と骨盤内うっ血

骨盤内は、血液が増えたり、減ったりしています。妊娠にそなえるための準備として、排卵後に大量の血液が骨盤に流れ込むと、血液がうっ滞《たい》します。充満度には個人差がありますが、多い方の骨盤はまるで川からあふれ出した洪水のようになります。（161ページ図下）。この「充血」した強いお血を「骨盤内うっ血症」といいます。

東洋医学的には、基礎体温も高くなるこの時期を「陽証期」と考えます。骨盤内に流れ込んだ大量の血液がとどこおりやすくなるのは、骨盤内が複雑な構造をしているためです。たとえば（①）左の卵巣の静脈が腎臓の静脈に、するどい角度で注いでいること、（②）左足からもどる静脈が右足にむかう動脈と交差し、圧迫されやすいこと、（③）子宮の静脈が、膀胱や腸の血管と糸のように細い血管でつながっていること、（④）門脈《もんみゃく》という腸から肝臓に戻る静脈が子宮や卵巣によって圧迫されやすいことなどが考えられています。

（162ページ図）。

血液はコッテリすると温かみを失い、次第に水分もためこんで「冷え」を作ります。お腹におきたこのゆがみはすぐに膀胱や腰から、頭、足先まで広がり、気の流れもさえぎって、自律神経も乱します。そのため症状は、顔がほてったり、イライラしたり、気分もふ

骨盤内うっ血

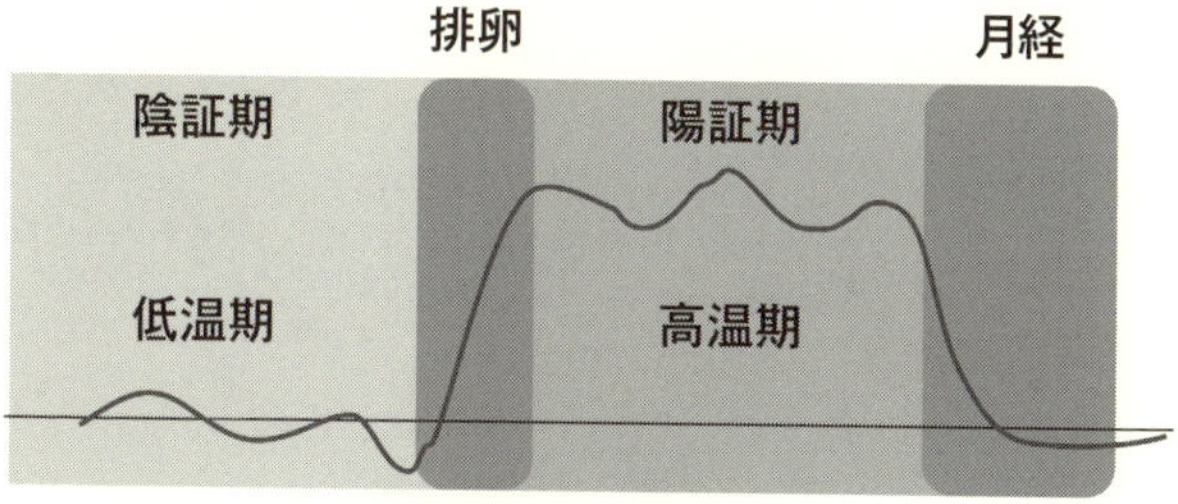

基礎体温の変化

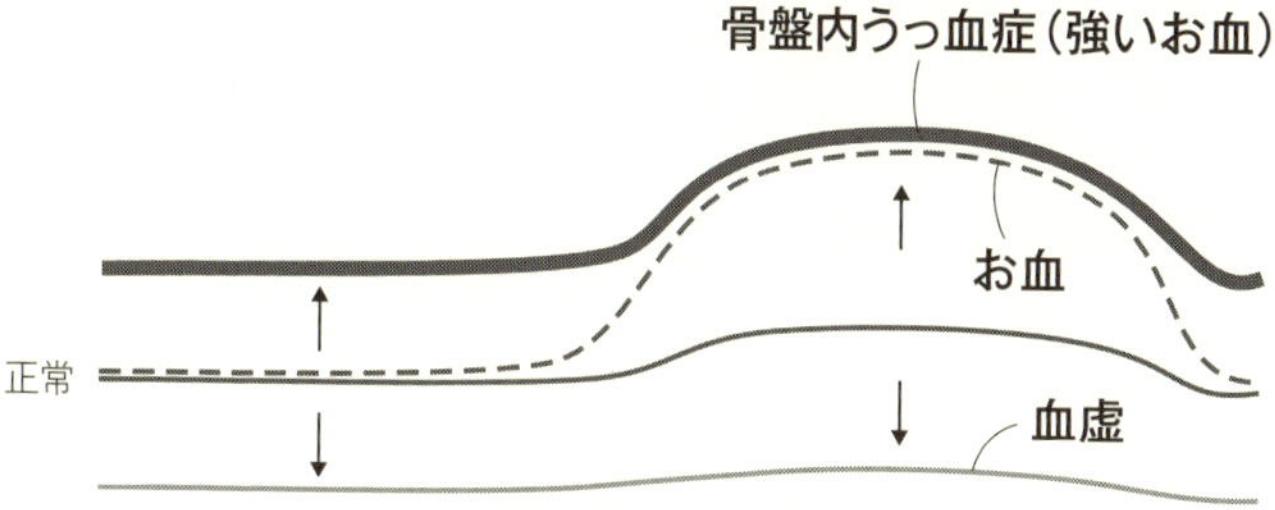

骨盤内の血液量

（上）女性の月経のサイクルは排卵期前の低温期と排卵後の高温期に分かれます。漢方では、前者は陰証期、後者は陽証期と考えます。

（下）陽証期には骨盤内のうっ血がはじまります。程度の強い場合を「お血」、弱い場合を「血虚」といいます。また、はなはだしく強いお血を「骨盤内うっ血症」といいます。

骨盤内にうっ血が生じやすい理由

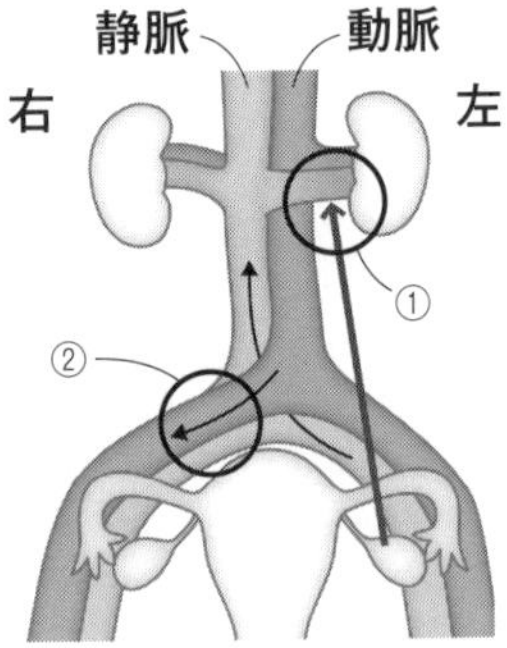

①左卵巣の静脈は、左腎臓の静脈に急な角度で注がれるため、血液がうっ滞しやすい

②右足に向かう動脈が、左足から戻る静脈を上から圧迫するため、血液がうっ滞しやすい

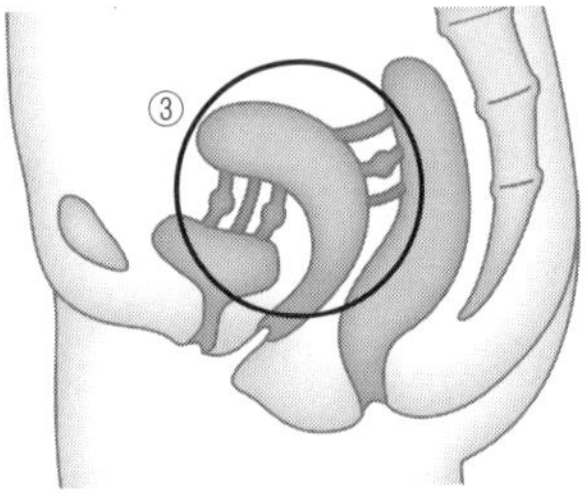

③子宮の静脈は膀胱や直腸の血管ときわめて密に連結しているため、血液がうっ滞しやすい

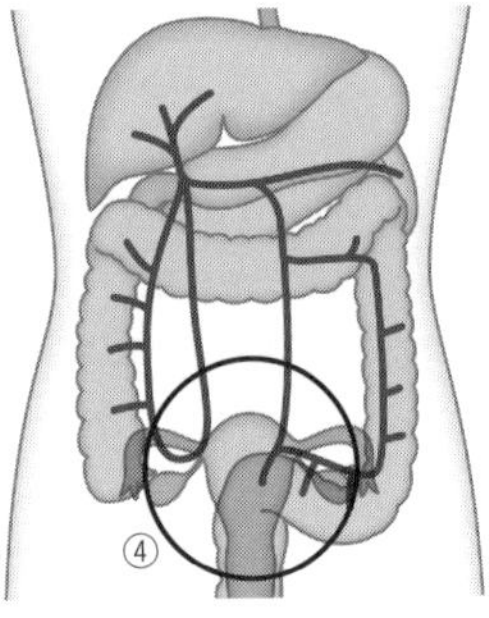

④門脈という、腸から肝臓に流れる静脈が、子宮や卵巣によって圧迫されやすい

さぎこんだりします。これが月経前症候群（Premenstrual Syndrome：PMS）であり、お血が原因といえます。またこれよりもっと不安定な精神状態を月経前不快気分障害：Premenstrual Dysphoric Disorder：PMDD）といいます。これはお血から発っした極めて強い「気」のゆがみといえます。

月経困難症と貧血

妊娠が成立しないとそのための準備は必要なくなり、骨盤内の「血」成分は、月経として体外に排出されます。

月経困難症は、月経がはじまってから感じる腹痛、頭痛などが主な症状です。血液は本来血管外に出ると自然に固まるようになっていますが、月経によって出る血液はプラスミンという酵素の作用を受けて、固まらないようにできています。しかし、この酵素のはたらきが低下していると、月経血が子宮外に排出される前に固まってしまいます。そこでその月経血を外に排出させるために、子宮の筋肉が無理にギュッと収縮するため、お腹の痛みになります。また月経がはじまると出血によって骨盤内は「貧血」になります。

東洋医学的にはそのような状態を血液と水分の不足する「血虚《けっきょ》（乾いたお血を血虚とい

います）」と「乾いた水毒」と考えます。これを月経困難症といいます。「血」と「水」の不足のゆがみが原因です。

月経前の「陽証期」に対して、こちらは基礎体温も下がり「陰証期」です。血や水があふれている状態から、一転して枯渇した状態に……この急激な変化に体が応じることができず不調が生じます。

ポスト更年期にみられやすい「お血」

女性ホルモンと関係の深い骨粗しょう症

女性にみられる骨粗しょう症は、骨がスカスカになる病気です。西洋医学では、「骨は、局所で古びた骨の成分が処理されて、そこに新たな骨の成分が生まれ、最後にカルシウムがくっつきながら太くなっていく」と説明しています。また女性ホルモンにはカルシウムの吸収を助けるはたらきがあるため、更年期を過ぎたころからカルシウム不足におちいりやすく、骨が弱ってきます。

しかし骨のミクロな成り立ちばかりを意識していればよいのではなく、一連の過程には「血」のめぐりが関係しています。それはお血体質の方では、女性ホルモンも作用しにくく、骨の新陳代謝も悪いからです。カルシウムの不足を意識してせっせと摂取しても、血流に乗って骨まで届かないため、ついに骨折や、足腰に痛みが出てきてしまいます。ケガや手術が、お血として残されて関係している方もいますが、問題は前もって解消しておくことが大切です。

女性ホルモン減少でおこりやすい生活習慣病

閉経前の女性と男性とで脳梗塞や心筋梗塞をわずらう頻度を比較してみると、圧倒的に男性で多いことがわかっています。これは生活習慣や体質で説明されます。しかしこれも女性が閉経をむかえることになると、男性といっしょになってしまいます。つまり女性ホルモンが、血管を丈夫にし、スムーズな血流を保っていたことになります。

また女性も閉経以後は、とても太りやすくなります。それには女性ホルモンの庇護《ひご》がなくなってしまうことが関係してしまいます。

内臓が健康であれば、多少食べ過ぎても問題がおこりません。しかし「血」とそれに続く「気」がとどこおり、内臓が損なわれると過食が病気を作ります。

とくに糖尿病は内臓のうち、膵臓、肝臓、筋肉、脂肪細胞、血管のはたらきが低下することが原因とされていますが、お血では臓器の間ですみやかな連携が行われません。そのため血液中の糖分が臓器で処理されず、血管内にあふれてきます。また最近では糖尿病の治療に胃腸ホルモンも利用されていますが、このホルモンのはたらきも「血」がスムーズに流れていればこそ効果を発揮します。動脈硬化や血管が詰まる病気は、お血そのものですが、これによりまた生活習慣病が生み出され、悪循環が続いてしまいます。

ポスト更年期にみる腰・下半身の症状

ポスト更年期になると、体ではホルモンの庇護《ひご》が受けられなくなるため、腰・下半身に年齢的な変化が表れます。たとえば、腰痛、足のしびれ、歩く力の低下、それから腸や膀胱が骨盤から下方に落ちて体外に脱出する（膀胱脱《ぼうこうだつ》、子宮脱《しきゅうだつ》）などがあります。患者さんも「近頃足腰の力が抜けるように弱くなったが、実際この年齢になってみないとわからない」と話されます。原因は「血」の不足「お血（血虚《けっきょ》）」と加齢による元気エネルギーの減退＝「腎虚《じんきょ》」です。「腎」は西洋医学でいう尿を排出する腎臓以外に、子孫を作る生殖器や、ストレスホルモンを分泌する副腎までを含みます。腎虚とはそれらのはたらきの衰えをさします。

そのため治療は、駆お血剤（四物湯《しもつとう》類）を中心に、補腎剤の地黄《じおう》や、参耆《じんぎ》剤《ざい》の人参《にんじん》、黄耆《おうぎ》を組み合わせます。また冷え症に用いる温薬などもうまく合わせます。なお、冷え症の対処は、前著『冷え症を治す！女性の悩みにやさしい漢方』（現代書林刊）の中で、手足や体を温める生薬を使い分けて治す方法を述べています。

ここではポスト更年期にみられる症状のうち、腎虚とお血（血虚）の関係する腰、下半身の悩みについてケースをあげてみたいと思います。

CASE.21

夕方になると腰から下がしびれます ── 足のしびれ

⬇（煎じ薬）痿証方《いしょうほう》

「数年前から腰から下がしびれています。整形外科で診てもらってはいませんが、受診してもおそらくレントゲンやMRI検査などを受けて、痛み止めや湿布が処方されるだけでしょう。それだけではよくならない気がするのです。

糖尿病や足の静脈瘤でもあるのでしょうか。そう思って両方とも専門科にかかってみましたが、はっきりとした答えがもらえませんでした。その病気を持っている職場の同僚にも聞いてみましたが、症状が違うといわれました。

昼間は1日中立っていたり、中腰の姿勢になっていたりしているので、血液のめぐりでも悪いのかもしれません。夕方になると足がしびれてきます。歩くことはできますが、足腰の力が抜けるような感じがするのです」

Uさん（61歳）は男性の方です。数年前から下半身に症状を感じています。足の指先から裏までしびれ、ときにヒリヒリ痛み、まるで砂の上を歩いているような、こすれるような感じがするそうです。でも腰に痛みはありません。強い痛み止めを飲んでいると、足の症状がよくなるより先に体がふらふらして、眠気におそわれるため続けられないそうです。

もちろん足に症状が出るほどの糖尿病はありません。外来で神経の検査として、振動させた音叉を足のくるぶしにあててみましたが、感覚異常も確認できませんでした。また動脈硬化にみられる血管のつまりもみあたりませんでした。

そこで西洋医学では確認できない血行不良があると考え、痿証方《いしょうほう》という煎じ薬を試してみました。これは**もともと腰から下の力が抜ける方のお薬です。四物湯《しもつとう》という「血」のめぐりを解消させるお薬と、年齢からくる衰え「腎気の低下、腎虚」を回復させるための生薬が合わさっています（四物湯《しもつとう》＋補腎の地黄《じおう》＋参耆剤《じんぎざい》から黄耆《おうぎ》）**。

Uさんは決して歩けないわけではないので、私も効果はどうだろうと思っていましたが、意外にてき面でした。「足のしびれについて、漢方薬がよく効きました。実は心の中では漢方薬をバカにしていたところもあったのですが、予想以上に効いてびっくりしました」とおっしゃいます。実は自宅には認知症の家族がいて、仕事をしながら介護に追われています。きっと「気」「血」の両方が足りなくなっているのかもしれません。これを「陰虚証、気血両虚」といいますが、治療では男女間で差はありません。

その後Uさんは「本当に、お薬の効果なのかな……」と思うこともあるようで、内服を中断したり、別の煎じ薬を試してみたこともありました。しかしこの漢方薬だけはやっぱり違うそうです。今はUさんにもこの漢方薬を調整していただきながらも、おつきあいしていただいています。

CASE.22

歩きにくい ── 歩行が不十分

⬇（煎じ薬）補陰湯《ほいんとう》

「あまり長く歩けないことが悩みです。総合病院の脳外科ではこれまで何度か頭のＭＲＩ検査をしてもらいましたが、いつもはっきり返事がいただけません。小さい脳梗塞がある……といわれたような気もしますが、それが足の症状に関係があるのかないのか、よくわかりませんでした。結局『内科で診てもらって』とだけいわれたことは覚えています」

Ｔさん（62歳）はあまりたくさん歩けないようです。腰の痛みもあります。神経内科、整形外科もすでに受診をすませていましたが、はっきり病名がつかなかったようです。パーキソン病という歩行がぎこちなくなる病気もありますが、そう断言できるような状況ともいえません。「漢方薬でなんとかなりませんか」と来院されました。

これまでの経過から、しばらく経過を観察するしかありません。当院では動脈硬化の検査も行ってみましたが、血管がつまっているような所見もありませんでした。漢方薬は「脳梗塞があるような……」のコメントから、小続命湯《しょうぞくめいとう》という脳梗塞後麻痺のお薬を試してみました。これは続命湯《ぞくめいとう》という脳梗塞直後に使うお薬が基本ですが、慢性に経過した方のために、体を冷ます石膏《せっこう》を、温める附子《ぶし》に入れ替えています。しかしこの効果ははっきりしませんでした。

次に煎じ薬で八味地黄丸料《はちみじおうがんりょう》（補腎剤《ほじんざい》）を処方してみました。地黄《じおう》という生薬でゆっくり「腎の気」の衰えを回復させることが目的です。効果が出るまで時間がかかるだろうと思ったのですが、意外にも「少しよくなってきた」とお返事がありました。

しかししばらく飲んでいただくうちに、ちょっと胃の違和感を覚えはじめ、足の調子も悪くなってしまいました。そのため、補陰湯《ほいんとう》に変更してみました。**この薬には地黄《じおう》と四物《しもつ》湯《とう》が含まれていて、「腎気」と「血虚」を回復させるはたらきがあります（四物湯＋補腎の地黄＋参耆《じんぎ》剤《ざい》から人参）**。胃腸が悪くならないように工夫されているのですが、八味地黄丸料が効果不十分だったときに、次のお薬として用意されています。

飲んでいただくと、こちらのほうが効果ありそうです。そのため、内服を続けていただくことにしました。臨床の場では、病名がすぐにはっきりするものばかりではありません。患者さんにはじれったいでしょうが、今はっきりしなくても、半年後、1年後、数年後にわかることもあります。もし余裕があるようなら、時間を味方にして待つことも大切です。

CASE.23

骨粗しょう症がはじまり、腰から足が痛い ―― 坐骨神経痛

⬇（煎じ薬）、芍甘黄辛附湯《しゃくかんおうしんぶとう》、芍甘麻黄辛附湯加味方《しゃくかんまおうしんぶとうかみほう》

「私には骨粗しょう症があります。検査では、若いときと比べて骨の量が減っていることがわかっています。整形外科では、そのせいで腰の骨がずれ、脊柱管狭窄症《せきちゅうかんきょうさくしょう》になっているといわれました。お薬は、血のめぐりをよくする錠剤と、足のつったときのための芍薬甘草湯《しゃくやくかんぞうとう》エキスをもらいました。でもまだ足のくるぶしから足先まで、捻挫をしたようにじわっとしています。腰にも痛みがあるため、長い時間は歩けません。足腰を強くするために注射とリハビリを受けていますが、まだ満足がいくまで回復していません」

Iさん（59歳）は近年増えている骨粗しょう症です。高齢者の増加に伴い、この病気で悩んでいる方も多くなってきました。問題は痛みがあったり、歩けなくなったりして、生活の質が下がってしまうことです。Iさんの歩行も十分ではありませんでした。診察のためお名前を呼んでも、診察室に入ってくるまで時間がかかります。どうも座骨神経痛が強いようです。少し動くと痛みが走るため、排便もままならないと、診察の最後にちょっと

教えてくれました。

Ｉさんには芍甘黄辛附湯《しゃくかんおうしんぶとう》を選んでみました。このお薬は、**芍薬甘草湯《しゃくやくかんぞうとう》という筋肉のつりを改善するお薬に大黄附子湯《だいおうぶしとう》というお薬が合わさっています。胃腸を温める作用と、お血を体外に出してしまうのが目的**です。坐骨神経痛のときのおなじみのお薬で、エキス剤でも作れます。芍薬《しゃくやく》は甘草《かんぞう》と組み合わせると、「血」を補うはたらきがあるといわれています。これは四物湯《しもつとう》とは違う視点からのお血（血虚）の治療といえますが、目的はいっしょです。これに温薬の附子《ぶし》を加えてパワーアップしています。

しばらく飲んでいただくと、痛みは調子がよく、便通もよくなりました。でも今度はお腹がゆるくなってきたそうです。そのため**大黄《だいおう》を麻黄《まおう》に変更し、芍甘麻黄辛附湯《しゃくかんまおうしんぶとう》にしてみました。麻黄《まおう》は、お血がこうじて冷えてしまった血の「寒」を晴らすためのものです。附《ぶ》子《し》といっしょになると冷え症を改善させます。**これで少しずつ坐骨神経の痛みを緩和させました。どうやらこちらのほうが長く飲めそうです。漢方薬は、このようにして少しずつ調整できるのです。

芍甘黄辛附湯：芍薬、甘草、**大黄**、細辛、附子

芍甘麻黄辛附湯：芍薬、甘草、**麻黄**、細辛、附子

CASE.24

ぎっくり腰の強い痛み ―― 腰の強い痛み

⬇（煎じ薬）甘草附子湯加味方《かんぞうぶしとうかみほう》～当帰芍薬散料《とうきしゃくやくさんりょう》 合 甘草乾姜湯《かんぞうかんきょうとう》

「朝起きたときにぎっくり腰になってしまいました。ひどい痛みがあり、手足にしびれる感じもあります。整形外科でも診てもらいましたが、骨には異常はないといわれ、神経痛だといわれました。湿布と痛み止め、それからビタミンEのお薬をもらい飲んでみましたが、効果がはっきりしませんでした。最近はベッドで寝ていたり、シャワーを浴びたりするだけで、ぎっくり腰になってしまうこともあります。運動不足なのかなと思ってはいます……。

実は高校生のころから排卵痛がありました。婦人科では、卵巣に癒着があるために、痛みが出やすいといわれ、治療にホルモン剤を飲んでみたこともあります。でも、動悸やほてりを感じ、これは体に合わないと思い、やめてしまいました。排卵痛は出産後からひどくなりましたが、閉経後には感じなくなっていました」

Gさん（57歳）には桂枝附子湯《けいしぶしとう》から投与してみました。このお薬は虚弱体質の方の筋肉と神経による急な痛みに効果があります。このくり返すぎっくり腰は、加齢変化「腎虚」と若い頃にお血を残したことが関係しているようです。今でも頑固な冷え症が残っていました。

普段は腰を意識しない方でも、強い痛みが生じると動けなくなります。整形外科ではレントゲンやMRIなどの検査の後は、お決まりともいえる湿布と痛み止めが処方されます。これで治ってしまう方はそれでよいのでしょうが、胃腸が弱いため、お腹が痛くなってしまう方には漢方薬がおすすめです。

しばらくするとまた痛みがぶり返してきました。そのため、今度はもっと効果の強い甘草附子湯《かんぞうぶしとう》に変更しました。このとき附子《ぶし》を増やし、少しだけ麻黄《まおう》も足しています。**桂皮《けいひ》と甘草《かんぞう》と附子《ぶし》は強い痛みをやわらげる作用があります。**麻黄は、さきほどのIさんと同様、お血がこうじて冷えてしまった「血寒」を晴らすためにはたらきます。これはまあ効果があり、気に入っていただけたようです。

さてその後、症状がよくなってからは「もうこんな経験はたくさん。体を変える漢方薬はありませんか」とGさん。たしかにうなずけるお話でしたので、**慢性期に入ってからは**

当帰芍薬散料《とうきしゃくやくさんりょう》に甘草乾姜湯《かんぞうかんきょうとう》というお薬を合わせて維持しています。内に苓姜朮甘湯《りょうきょうじゅつかんとう》というお薬をそっと含ませ、腰から下半身をじっくり温めています。まるで温かい温泉につかっているように、お血と冷え症を緩和させるお薬です。

以上4つのケースをあげてみました。しかしお薬はまだほかにもあります。たとえば、桂枝加附子湯《けいしかぶしとう》、芍薬甘草湯加味方《しゃくやくかんぞうとうかみほう》、桂枝加（苓）朮附湯《けいしかりょうじゅつぶとう》、五積散料加附子《ごしゃくさんりょうかぶし》、疎経活血湯《そけいかっけつとう》、桂姜棗草黄辛附湯《けいきょうそうそうおうしんぶとう》、加味八疝湯《かみはっせんとう》、八味疝気方《はちみせんきほう》、烏薬順気散加減方《うやくじゅんきさんかげんほう》、牛車腎気丸料《ごしゃじんきがんりょう》、附子《ぶし》湯《とう》などです。これらの煎じ薬の使い分けは、体質と状態をみながらじっくり考えています。症状がこじれた方にも投与できるように、いろいろなお薬を用意しています。

エピローグ

漢方薬が効果をもたらすには

✿西洋医の約8割は漢方薬を使っている

みなさんは、漢方が最近まで世間の相手にされていなかった医学であることをご存知でしょうか。

実は我が国の伝統医学である漢方は、江戸時代までは盛んに行われ、その内科医療レベルは欧米をしのぎ世界一であったといわれています。しかし明治時代に政府の富国強兵策により失墜し、長く低迷の年月を過ごしてきました。先輩先生方の時代は、医院の看板に「漢方」と表記しただけできびしく罰せられたと聞いています。

それが、漢方薬が健康保険の適用になった1976年（昭和51年）以降、漢方薬を扱う医師が増えてきました。現在、医師免許を持っている医師の約8割は、漢方薬を使ったことがあるといわれています。「漢方薬で治してほしい」という患者さんが年々増えて、ニーズが大きくなってきたという背景も、そこにあるのかもしれません。医師が漢方薬を使うようになって、漢方医療の門戸が広がったことは非常によいことだと思います。

私が学生だった頃、漢方医学を教育に取り入れている医学部は、ほとんどありませんでした。しかし少しずつ医師教育ガイドラインに、「卒業までに漢方薬を概説する（使い方を覚える）」という要綱が加わって、2005年にはすべての医学部で漢方教育が実施されるようになりました。

しかし臨床の場では、それだけで漢方を自在に使えるようになるわけではなさそうです。漢方を本気で医療に取り入れようと思ったら、大学を卒業してから各自で勉強し、身につけるしかありません。それは、私が学生だった頃も今も、あまり変わらないと思います。

そういう状況ですから、当然、漢方薬を扱う医師の間には、知識や技術の差が出てきます。患者さんの体質を診て、煎じ薬まで処方できるハイレベルな専門家もいれば、漢方薬の講習会に出ただけで、メーカーの配布する資料のとおりエキス剤を処方するだけの先生もいます。またその一方、漢方に否定的な医師も少なくありません。

医師であれば、漢方薬を使うのに特別な資格は必要ありません。漢方医を名乗ることも、漢方内科という標ぼうも自由にできます。ですから、外から見るだけでは、その医師がどれくらい深く知識を持っているかは判断できないのです。そこが患者さんにとっても、どこで治療を受けていいのか、迷うところではないでしょうか。

漢方薬は、適切に処方されれば、西洋薬が効かないような症状に、アッと驚くような切れ味のよい効果があらわれます。しかし処方が適切でなければ、ほとんど効果がなかったり、副作用が出ることもあります。西洋薬は、医師であればだれが処方しても効果にあまり差はありませんが、漢方薬は、それを処方する医師の力量によって大きく違ってきます。ですからぜひ、皆さんにはよい医師とめぐり会って、西洋医学とはまた違う漢方のよさを実感していただきたいと思います。

最後の章では、もう少し漢方医療への理解を深めていただくために、その治療の実際についてお話しします。

✿漢方薬は日本人に合っている

東洋医学には、中国医学と漢方があります。この2つのルーツは、もとをただせば同じです。しかし中国医学が日本に伝来し長い年月を経るうちに、中国版とは違う、日本独自の漢方が発展しました。日本人の体質に合った医療として定着したのです。つまり漢方はまぎれもなく日本の伝統医学といえるでしょう。その一方中国では、1966年から10年間続いた文化大革命によって「中国医学」が排斥され、新たに「中医学」が作られました。みなさんにはわかりにくいかもしれませんが、「中医学」と「日本の漢方」とは別物です。日本には、「日本漢方医」以外に、中医学を学ばれた「中医師」の先生がおられます。

実際に、中医学と漢方医学では、理論も使う生薬の量も違います。中医学で使っている薬は漢方薬に比べると量が多く、同じ名前の生薬でも、性質が違うことがあります。生薬は日本の名医たちが試行錯誤しながら、日本人に合う量を模索し作りあげてきました。そこには、我が国ならではのこころ配りがあります。

少し話が飛びますが、外国から入ってきた医療という点では、西洋医学も中国医学も同じです。西洋医学の場合、この病気の人にはこの薬を何錠、というように、あつかう薬も量もだいたい決まっています。たとえばアレルギーなら、どんな人でもアレルギー性鼻炎などと診断され、どこでも同じような薬が処方されます。私は以前、大学病院の専門をうたうアレルギー外来で、クリニックで処方したお薬とまったく同じものが出されていたことに唖然としたことがあります。もちろん患者さんによっては、通常1錠のお薬をお年寄りだからその半分というように、量を減らすことはあります。しかし体質の差が考慮されず、だれもが同じようにあつかわれていることに問題が生じてきます。

その点漢方は、患者さんの体質を深くみきわめて処方できることが特徴です。体力のある人の風邪には葛根湯《かっこんとう》、ない人には桂枝湯《けいしとう》というように全く異なるお薬が用意されています。エキス剤では2つの漢方薬を組み合わせて薬の強弱を調整したり、煎じ薬では生薬の量を加減し、患者さんの状態に合うよう微調整しています。このような神経の細かさは、東洋人とくに日本人ならではのものです。そういう先人たちの名人芸に支えられて、漢方薬は発達してきました。

このように、神経細やかに調整し配合する漢方薬は、日本人の体質に合っています。処方する医師からしても、やりがいのある医療といえます。

✿オーダーメイドの煎じ薬

既成のパッケージエキス剤がインスタント珈琲だとしたら、煎じ薬は豆からひいてドリップでじっくり淹れる本格珈琲です。エキス剤も、もちろんある程度効きますが、煎じ薬の効き方とはレベルが違います。

煎じ薬とは、「生薬を水で煮出して、その成分を抽出したもの」です。茶葉をお湯で煎じて飲むお茶と同じイメージです。漢方では古来、このような形でお薬を処方してきました。ですから、古い文献に残されている漢方薬の効果は、すべて煎じ薬によるものです。生薬をそのまま飲むので効き目にすぐれ、必要な生薬の量を体質に応じて加減できるというメリットがあります。

私のクリニックには、すでにいくつかの病院を受診され、はかばかしい改善がみられずに相談に来られる患者さんが少なくありません。すでに漢方のエキス剤を飲まれて、効果が薄かったという人もいます。そういう方も含めて、次のような患者さんに煎じ薬をすすめています。

①エキス剤を飲んでも効果のなかった方
②西洋医学では、治りにくい病の方。たとえば、更年期障害、冷え症、不妊、アトピー性皮膚炎など

③がん、手術後ケア、精神疾患の治療のサポートとして
④悩みが深く、本気で漢方治療に取り組みたい方

煎じ薬は、たくさんの組み合わせができます。既存の漢方薬が体質に合わない場合、その患者さんに合わせて生薬を組み合わせることができます。また量の加減など、微妙な調整もできます。そこが煎じ薬の面白いところで、これがピタリと患者さんに合ったときは漢方医冥利に尽きます。

一方煎じ薬にも欠点はあります。ひとつは、毎日適切な段取りで煎じなければならないこと。それには手間と時間がかかることです。もうひとつは、保管に十分な管理が必要なこと。高温多湿の状態では、カビたり虫がつくことがあります。でも今は、自動煎じ器が販売されていますし、お薬の保存も冷蔵庫に入れておけば安心です。

もうおわかりでしょうが、煎じ薬は患者さん一人ひとりの体質に合わせた、オーダーメイドの薬です。高血圧の人には降圧剤、糖尿病の人には血糖降下剤というように、同じ病気の人に同じ薬が出される西洋薬の対極にある医療といえます。本格的な漢方治療は値段の高いイメージがあるかもしれませんが、当院では今のところ保険診療で維持しています。

✿漢方薬が効果をもたらすリレー

漢方薬の効果を最大限に生かすには、4つの重要なステップがあります。これがきちんと機能していないと、思ったような効果をあげることができません。たんに医師が処方して患者さんに渡せば効果がある、というものではないのです。それには、

①漢方薬メーカーが、品質のよい生薬を調達し、安全管理を徹底している。
②医師が病態や体質に合った薬を処方している。
③薬剤師が適切な服薬指導をしている。
④患者さんが理解し、きちんと内服している。

この4つが適切にリレーされることが、お薬の効果を最大にするカギです。どれかがひとつ欠けても、せっかくの薬効がもたらされなくなってしまいます。（189ページ図）

漢方薬メーカー

漢方薬メーカーには、「安全な生薬の安定確保」と「生薬の品質保証」という2つの大きな課題が託されています。しかし最近では大手メーカーといっても、なかなかの苦戦をしいられています。

「生薬の確保」の面では、原料の約8割を中国から調達し、国内産の生薬は1割という現状です。その中国では経済の発展と健康志向から、自国での生薬の需要が高まり、採取による自然破壊（砂漠化）が深刻になりました。そのため自然保護の観点から、他国への輸出規制を行っていた時期があります。また最近では物価や労働賃金の上昇もあり、従来より生薬価格が値上がりしています。これらの事情を背景に、為替円安が重なり、漢方薬の材料費が著しく高とう化してしまいました。

日本では国内栽培へ転換する話もあるのですが、生薬はその土地特有の風土によってはぐくまれる性質があるため、中国と日本とで気象条件が違うと、質や成分が異なるものになってしまいます。概して国内産のものが良質といわれていますが、価格面の問題があり、国内栽培の拡大ができていない現実があります。

さらに国内全般で、農家の高齢化もすすみ、過疎化や跡継ぎ不足、生薬栽培の採算性の

漢方薬が効果をもたらすリレー

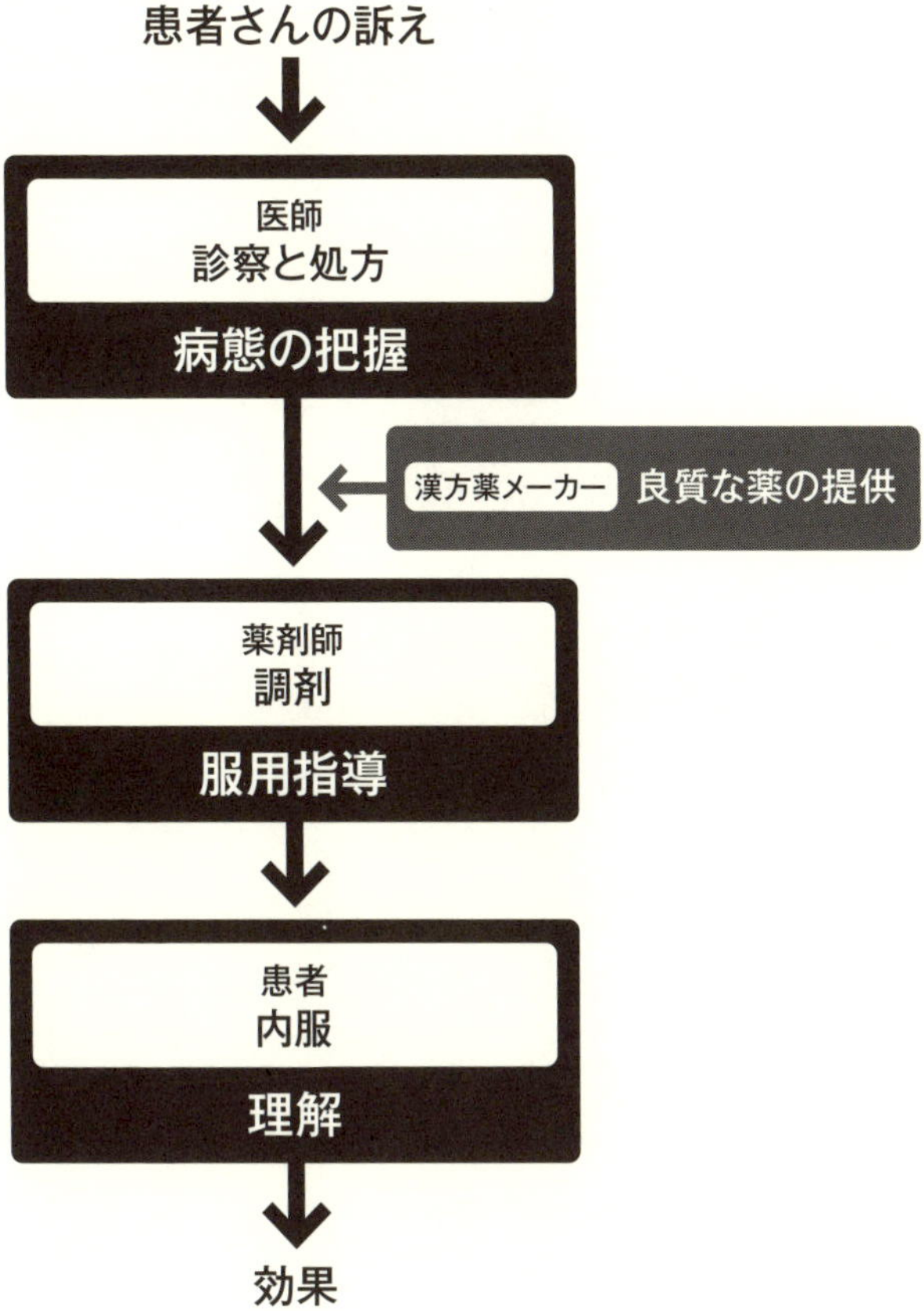

お薬が効果を発揮するまでに重要なステップが4つあります。
これらがそろってはじめて医療が機能しています。

悪さが重なり深い悩みになっています。

また「品質保証」の面では、生薬に残る害虫・カビ・微生物のチェック、重金属・ヒ素、農薬のモニタリングがなされています。特に2011年の東日本大震災と原子力災害の後は、国内産の生薬について放射性物質の検査が必須になりました。そのなかでメーカーには、国が定めた品質基準をクリアし、医薬品として問題なく流通させることが求められています。

最近メーカーは、より安全な漢方薬を供給するため、材料となる生薬がいつどこで栽培され、加工、製造、流通されているのか、工程を明らかにしています。この仕組みをトレーサビリティといい、トレース（追跡）と、アビリティ（〜ができる）の2つのことばをあわせて表現しています。これらは西洋薬が理論的に合成され、同じ成分の化学薬品として工場で大量生産されている状況と違う点といえます。

この取り組みは、エキス剤メーカーでは（株）ツムラが、生薬メーカーでは（株）ウチダ和漢薬や（株）栃本天海堂が、自社ホームページで公開をしています。

このように漢方薬メーカーは、「農家」と「消費者としての医療者や患者」の間で、たくさんの労苦をはらっています。それでも中〜長期的な計画の中で農家とともに、安全な生薬を、安定に供給できるよう取り組んでいただけており、おかげさまで治りにくい病気にもなんとか漢方薬をもちいることができています。

結局、問題の最たるものは、今の医療保険制度では漢方が評価されず、薬の売り値である薬価もおさえられ、疲弊をきわめていることです。その先には漢方薬が保険からはずされる見通しも出てきました。このような最近の事情について、皆さんはどう思われるでしょうか……。

誰でも小さい頃に「お茶碗の米粒はひとつも残さずに食べましょう」とお百姓さんの大変さを両親から教わったものと思います。「漢方薬は苦い、まずい、面倒くさい」と捨ててしまう前に、きわめて貴重な農作物である生薬をいただけるよさ、ありがたさについて、改めて考え直してみるのもよいでしょう。伝統医学への理解不足から、漢方薬が見捨てられることのないようにしたいものです。

薬剤師

薬剤師は薬のプロですから、最近では彼らにも適切な服薬指導が求められています。彼らが学んだ伝統的な薬学部にはたいてい薬草園があり、学生の頃からいろいろな生薬にふれています。西洋薬の知識があるのはもちろんですが、漢方薬に対しても医師以上に興味を持っている方が多く、漢方医学の勉強にも熱心です。

私が処方した煎じ薬は、クリニックの階下にある薬局で調合されます。今は、昔のように生薬を匙《さじ》と秤《はかり》でそろえ、すり鉢や薬研《やけん》ですったりはしません。しっかりとした衛生管理のもと、専用の機械に複数の生薬を必要量入れ、機械の中で一定の時間混ぜ合わせたのち、お薬を分包化させます。1か月分のお薬をそろえるのにこの長い過程を2回行います。錠剤をシートでそろえるだけの西洋薬に比べると、忙しい彼らにとても大変な手間をかけさせています。これによりオーダーメイドの漢方薬が作られていますので、煎じ薬の調合に少しばかり時間がかかってもご容赦いただきたく思います。

漢方はチーム医療だと、つくづく思います。医師だけが本や講習会で漢方を勉強しても、ダメなのです。患者さんの訴えがあって適切な治療に至るまでには、製薬メーカー、患者さんの病態を把握する医師、実際にお薬を提供する薬剤師、この三者がプロとしての自覚を持ち、継続的に信頼し合える関係を保つことが大事です。それが機能してはじめて、漢方内科の看板をあげられるのです。

✿同じ漢方薬でも中身はこんなに違う

みなさんが目にすることの多いエキス剤も、じつはメーカーによって効果・効能はだいぶ違います。エキス剤には、病院で処方する医療用のものと、薬店で購入できる市販のものがあります。同じ名前のエキス剤でも、生薬の配合量が異なるため、作用には差があります。

たとえば、最もポピュラーな葛根湯《かっこんとう》という漢方薬をみてみましょう。葛根湯は、比較的体力のある人のカゼのひきはじめによくもちいる漢方薬です。配合されているのは、葛根《かっこん》、麻黄《まおう》、桂皮《けいひ》、芍薬《しゃくやく》、甘草《かんぞう》、大棗《たいそう》、生姜《しょうきょう》の7つです。

ここに、5種類の葛根湯があります。①はA社の医療用の葛根湯顆粒、②はA社の一般販売用の顆粒、③はB社の一般販売用の錠剤、④はC社の一般販売用の溶液、⑤はD社の一般販売用のシロップです。それぞれの生薬の配合量が、商品によって違うのがわかります（195ページ表）。

その中でキーになるのは、麻黄《まおう》です。麻黄は葛根湯の作用の中心となる生薬で、熱や炎症を発散させる作用があります。しかし強い薬なので、効き目がある分、副作用の心配もあります。その麻黄の量が大きく違うと、同じお薬として語りにくくなります。

一般に、医療用のお薬は作用の強い生薬を多くして効果を強くしてありますが、一般用のものは安全性を考慮して少なめにしてあります。しかし、使用されている生薬の質によってはむしろ増やされていることもあります。つまり、同じ漢方薬だから同じような効き目があるとは限らないのです。一方西洋薬は、化学合成されて作られるお薬ですから、効果も一定です。

また漢方薬は、自然の草や木からとった生薬を組み合わせています。自然のものは生きていますから、2つとして同じものはありません。ですから厳密には、同じメーカーのお薬でも、一つひとつ違うのです。

煎じ漢方薬の世界では、材料である生薬にどれだけ気を配るかによって、医療の質が左右されています。生薬の効能は、産地、栽培年数、採取部位（幹か、枝か）、加工法などが関係します。おもしろいのは生薬の切り出し方が、ブロック状か、輪状か、細断されたものかによっても味わいが変わることです。これを料理でイメージすると、ふろふき大根

同じ葛根湯でもこんなに中身が違う

	A社 医療用 顆粒	A社 一般販売 顆粒	B社 一般販売 錠剤	C社 一般販売 溶液	D社 一般販売 シロップ
1日量	3包（7.5g）	2包（5g）	12錠	2包（6g）	3本（90ml）
エキス含量（g）	3.75	2.8	2.6	5.56	8.3
カッコン（g）	4.0	2.64	4.0	8.0	8.0
マオウ	3.0	1.98	2.0	4.0	4.0
タイソウ	3.0	1.98	2.0	4.0	2.0
ケイヒ	2.0	1.32	1.5	3.0	3.0
シャクヤク	2.0	1.32	1.5	3.0	3.0
カンゾウ	2.0	1.32	1.0	2.0	2.0
ショウキョウ	2.0	0.66	0.5	1.0	3.0

各社製造している同名の漢方薬でも、中の分量には差があります。

やブリ大根のように大きく切り身にしてゆでたものでは甘味を感じますが、お刺身につけ合わせる千切り大根（つま）では苦みがあり、大根おろしでは辛みが強くなることに似ています。生薬は、どの部分から採取したものか、それをどう加工するかにより、しみだしてくる成分に差が生じているのです。

つまりひとことで、煎じ漢方薬をあつかっていますといっても、気の配り方により、差異が生じます。そのため同じ漢方内科は2つと存在しません。そこがまた、漢方の奥深いところなのです。

✿漢方薬をもらうなら、医者を選んでみては…

漢方薬には、「定番」といわれる処方があります。風邪には葛根湯《かっこんとう》、インフルエンザには麻黄湯《まおうとう》、長引く咳なら麦門冬湯《ばくもんどうとう》、認知症には抑肝散《よくかんさん》……といった具合です。漢方薬を使ったことのある医師なら、だれでも知っている処方です。

しかし、その症状があれば、だれでも同じように効くわけではありません。むしろ、それを使ってはいけない人もいます。

　ある日、90歳に手が届こうという女性が、下痢が止まらないといって来院されました。お話を聞くと、風邪をひいたので総合病院で診てもらい、葛根湯エキスを1か月分満量で処方してもらったというのです。

　たしかに葛根湯は、風邪のひきはじめによく効く薬です。しかし、葛根湯は体力のある人に出す薬です。90歳の、やせて体力のない女性には処方しません。もし使うなら、葛根湯から麻黄という生薬を抜いたお薬をもちいます。体力もみずに、だれも彼も葛根湯では、この女性のように具合を悪くしてしまいます。ましてや1か月分満量なんてどうかしています。

　それから体力がなく胃腸の弱い女性に、防風通聖散《ぼうふうつうしょうさん》エキスというお薬が処方された例もあります。お腹の痛みと下痢が止まらないという相談をうけました。これを処方するのは体力のある人で、虚弱な人には出しません。

　また漢方を標ぼうしている病医院でも、5種類以上のエキス剤を満量で処方している例もみかけます。症状ごとにお薬が増えてしまったものと思われますが、これでは薬づけといわれる西洋医学と変わらなくなってしまいます。漢方薬をあつかっている医師がこんな基本的な過ちをおかすのは、漢方の本質を理解していないためといえます。

西洋医学は、病名診断です。お腹が痛ければ急性胃炎の薬、糖尿病なら血糖降下剤、高血圧なら降圧剤を飲みます。太っていてもやせていても、同じお薬です。でも漢方薬は違います。そこに体質の強弱が考慮されます。体力のある方にはこっちの薬、体力のない方にはこっちの薬というように、異なるお薬が用意されています。

このように、西洋医学と漢方医学の違いは、体質に目を向けるかどうかなのです。西洋医学の発想で漢方薬を使うと、こうした間違いをおかしてしまいがちです。その結果被害をこうむるのは、患者さんたちです。

この章の冒頭で、漢方薬を使っている医者にはいろいろな人がいると述べました。山にたとえると、山頂付近には一握りのプロの漢方医がいます。漢方の古典に触れ、証を取り、自分で煎じ薬を処方できる先生方です。中腹から山麓に近づくにつれ、エキス剤しか使ったことがない、使えない、西洋薬の延長で不適切に漢方薬を処方する……と医師の数が増えていき、広い裾野を作っています。また逆さ富士のように反対向きの湖面に映る層には、漢方薬に否定的、興味を示さない先生方もいます。医療は多彩であり、これはこれでよいと考えています。でもあつかうならば、一生懸命勉強する必要があると思っています。

江戸時代までは、幕府（徳川吉宗公）が輸入生薬に頼らない政策をうちだし、国内資源の調査と開発を行っていました。全国でも薬草園の設置が奨励されています。戦前戦後は、物資の不足から生薬の質も低下しましたが、時代に見合った品がもちいられていました。しかし今は複雑な社会背景もあり、漢方医療はそれ自体維持することが難しくなってきています。質のよい漢方エキスと煎じ薬、伝統的な本格漢方を守る体勢づくりが必要だと、痛切に感じています。

✿切れ味の鋭い刃物と、小回りの効く小道具

日本には、すぐれた工芸品がたくさんあります。江戸切り子、切り絵、竹細工、工芸家具……。どれも、緻密な細工が施してあります。工芸品を作るとき、大まかな形は鋭い刃物でざっくり切り取るのかもしれませんが、繊細な細工には、小刀やハサミ、彫刻刀、ピンセットやカッターナイフなど、細かな作業のできる小道具を使います。

医療も、同じではないでしょうか。西洋医学は、バサッと大胆に切り込む刀、包丁、西洋ナイフのようなものです。それが必要なときもあります。でもそれだけでは病気は治り

ません。細部のゆがみやズレを細かく調整するには、かゆいところに手が届く、精巧な小道具のような東洋医学が必要です。

そのどちらも使いこなせないと、伝統工芸品が完成しないように、よりよい医療も行えません。西洋医学と東洋の伝統医学は、お互いの不足を補える特性を持っています。幸い日本は世界でも有数の西洋医学と、1000年以上の伝統をもつ東洋医学（漢方）の2つの医療を受けられる稀少な国です。この2つが融合する医療がもっともっと広まることを、心から願っています。

✿ おわりに

当院にはいろいろな悩みをかかえた方がおいでになります。西洋医学で治療を受けてみて、ぜひ漢方薬もためしたいと希望のある方々です。

たとえば41歳の女性です。「お血」がわざわいして、冷え症と生理不順があります。そのせいかこれまでうまく妊娠にいたりませんでした。婦人科では、ホルモン治療や人工授精をためしたこともあるそうです。「体質を変えたいので、漢方薬を飲んでみたい」とお話をいただき、さっそく煎じ薬をはじめてみました。最初のお薬では「体が少しだけ温まってきました……」ということでしたが、効果は今ひとつの様子。基礎体温もバラバラ、不安いっぱいの面持ちでした。

そこで次の手だてを考え、お薬を変えてみました。そうするとこれがテキメン。体が温まり、基礎体温もきれいな形になりました。体もこころもすっきりしただけではなく、どうやらそのあと妊娠もしたようです。「これで新しい家族が増えます。本当にありがとうございました」と笑顔いっぱいでお話なさっています。

またこのような方もいます。フラダンスの講師として地域の皆さんにご指導されている80歳代の女性です。「私はもっと素敵なおばあちゃんになりたいの。でもこのお腹が気にいらないの」とおっしゃられます。お弟子さんたちに慕われ、気品も十分あるのですが、お腹まわりを少し気にされています。糖尿病とコレステロールの問題がありましたが、薬を飲むとじんましんが出てしまい飲むことができません。そのため、「血」と「気」をめぐらせる煎じ薬をお出ししてみました。

しばらく飲んでいただくと、「毎日お薬を飲むのが楽しみなの。だってとてもおいしいのよ」と、にこやかにおっしゃられます。半年間で体重が10kg減り、ますます若々しくなりました。血糖値もコレステロールもしっかりさがっています。どうやら漢方薬がアンチエイジングに役立ったようです。

私はいつも心の中で「患者さんといっしょに経過をながめていきたい」と思っています。

もしもお薬に効果がなければ、なんとか手だてがないものかと、経験のひきだしを引っぱり出してきたり、古い漢方書をひろげてヒントを得たり、二の手、三の手を考えています。ですから「お薬を飲んでみたら、こうなりました」とお話しをいただけると、うれしくなります。

しかし中には、そううまくいかないこともあります。「となりの奥さんから〝そんな薬はやめたほうがいい〟といわれたので飲んでいません」とか「インターネットで調べてみたら、〝甘草を飲むとむくむ〟と書いてあったので、もういりません」、「漢方薬のせいで、がんができました。まずくて面倒ですし、薬は全部捨てました」など……。

私たち医療者は、漢方薬にも主作用と副作用のあることを十分承知したうえで、お薬をあつかっています。また単純な処方にみえても、そこに至るまでにたくさんの症例と処方の経験を積んでいます。ですからそのような言葉をいただくと、とても残念に思います。

ただ患者さんの立場で考えてみると、不安に感じる方がいるのは無理もないことに思えます。治療は医療者だけが本気になっても、効果が得られないものです。患者さん方にも漢方の世界観を理解していただくことも大切です。

そこでその一助になればと、本書をシリーズ第二弾として上梓させていただきました。

このシリーズでは、体のバランスを整える要素に「気血水」があり、そのゆがみが課題であることを述べています。それをふまえて、前著では「水」を中心に、本書では「血」をテーマにまとめてみました。「気」については、機会があれば改めてと考えています。

それでは、漢方によって貴女が体の中から美しくなり、幸せになれますよう願っています……。

原田智浩

【著者略歴】

原田 智浩　はらだ・ともひろ　医学博士

1968年生まれ。1995年日本医科大学医学部卒業（同窓会賞受賞）。2004年東京大学医学部大学院博士課程修了（医学部総代）。日本医科大学外科では島医療、外国船船医、高度救命救急センターを経験。その後東京大学医学部第三内科、東京女子医科大学附属日本心臓血圧研究所、榊原記念病院を経て、東京大学医学部附属病院にて助教、内科指導医を務める。2008年千葉県松戸市に若葉ファミリー常盤平駅前内科クリニックを開院。

本格漢方は、大学病院に勤務するかたわら、漢方専門診療所「金匱会診療所」にて学ぶ。数々の漢方講演と東洋と西洋の両医学を駆使した幅広い医療を実践し、全国各地から患者さんが訪れる。著書に『冷え性を治す！ 女性の悩みにやさしい漢方』（弊社刊）がある。

日本内科学会認定総合内科専門医、日本東洋医学会認定漢方専門医、日本循環器学会認定循環器専門医。

更年期《こうねんき》のつらい症状《しょうじょう》は漢方《かんぽう》で治《なお》る

2015年12月17日　初版第1刷

著　者 ―――― 原田智浩《はらだともひろ》
発行者 ―――― 坂本桂一
発行所 ―――― 現代書林
〒162-0053　東京都新宿区原町3-61　桂ビル
TEL03(3205)8384　振替00140-7-42905
http://www.gendaishorin.co.jp/
カバー・本文デザイン ―― 望月昭秀+境田真奈美(NILSON)
カバー・本文イラスト ―― 原田マサミ
本文図表 ―――― 株式会社ウエイド

印刷・製本：広研印刷(株)
乱丁・落丁本はお取り替えいたします。

定価はカバーに
表示してあります。

ISBN978-4-7745-1546-5 C0047